■担当編集委員
西良浩一
徳島大学大学院医歯薬学研究部
運動機能外科学教授

■編集委員
宗田　大
東京医科歯科大学名誉教授
国立病院機構災害医療センター院長

中村　茂
帝京大学医学部附属溝口病院整形外科教授

岩崎倫政
北海道大学大学院医学研究院
整形外科学教授

西良浩一
徳島大学大学院医歯薬学研究部
運動機能外科学教授

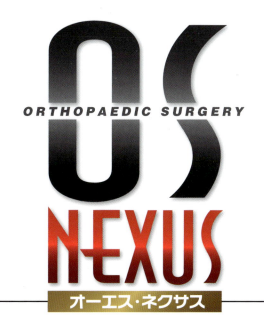

ORTHOPAEDIC SURGERY

OS

N-EXUS

オーエス・ネクサス

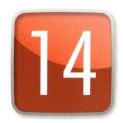

14

脊椎手術と合併症
回避の技とトラブルシューティング

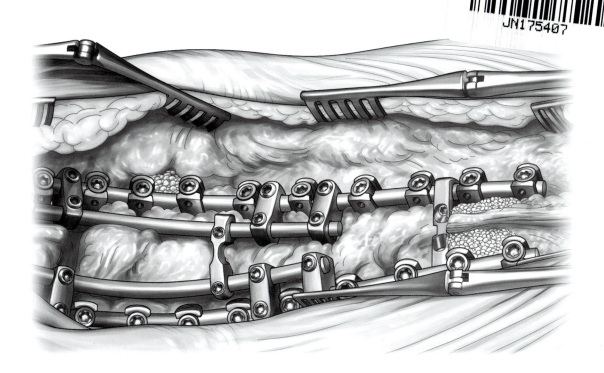

JN175407

MEDICAL VIEW

OS NEXUS No.14
Spinal-surgery-related complications - How to avoid, and how to recover

（ISBN 978-4-7583-1393-3 C3347)

Editor：KOICHI SAIRYO

2018.4.20　1st ed

©MEDICAL VIEW, 2018
Printed and Bound in Japan

Medical View Co., Ltd.
2-30 Ichigayahonmuracho, Shinjyukuku, Tokyo, 162-0845, Japan
E-mail ed ＠ medicalview.co.jp

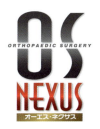

序　文

　このたび，『OS NEXUS』No.14を上梓させていただいた。私が編集委員の脊椎担当に任命され4冊目となる。5冊で完結を考えテーマを考案した。まず，除圧編（No.2），固定は基本手技（No.6）と匠の技（No.10）の2編に分けた。そして今回は，合併症である。最高の手術をしても合併症が生じれば，治療成績も不良となる。起こりうる合併症を理解し，それを攻略する必要がある。

　かつて古代中国には3兄弟の名医がいた。

Good doctor：困難な病を確実に治療する
Better doctor：困難な病を早期発見し早期治療する
Best doctor：病を起こさないような予防法に長けている

この話は合併症対策にもつながる。どんな大きい合併症が生じても，リカバリーできるGood doctor，生じた合併症を早期に発見し小さい治療でリカバリーできるBetter doctor，そして，生じる合併症を熟知し，合併症予防対策が完全なBest doctor。今回はこれらを念頭に構成した。

　Best doctorに必要な合併症回避の技を12名のスペシャリストの先生方から執筆いただいた。脊椎手術は基本，腹臥位で行われるため，体位による合併症回避から手術は始まる。われわれが最も危惧する一般的合併症は感染と血腫である。術中・術後の細やかな配慮で回避を行う。低侵襲手技としては，内視鏡手術（PED & MED）特有の合併症の説明とその回避術を，BKPで最も問題となるセメントリーク回避術を解説していただいた。近年のトピックスである脊柱固定に伴う特有の合併症として，後頭－頚椎後方固定で生じる呼吸・嚥下障害回避の技，PPS特有の合併症回避の技，MISt手術でのケージ挿入に特有な合併症とその回避法，そして，骨粗鬆症脊柱変形矯正で生じやすいPJK/PJF回避の技も取り上げた。特殊な例として，透析脊椎手術の合併症と回避の技についても取り入れた。特に合併症が生じやすいのは後方再手術である。瘢痕の中を安全に進入する手技を習得することは必須である。

　Better doctor & Good doctorに必要なトラブルシューティング習得については，5名のスペシャリストの先生方から極意と匠の技を解説していただいた。術中合併症として代表的なものは硬膜損傷である。2種類の修復法を紹介した。固定術の問題点としては，PJK/PJF，ロッド折損，感染であろう。これらの合併症にも的確に対応できる手技が解説されている。

　脊椎手術には一定の頻度で合併症が生じているのが現状である。良好な手術成績を安定的に収めるには合併症回避，および完璧なトラブルシューティングが必要である。今回の17項目を読み返すと，過去にない大変豊富な内容となったことを確信し，編集者として喜ばしい限りである。本号を熟読し，読者の皆様が脊椎合併症に造詣の深いGood，Better & Best doctorになられることを希望している。

2018年3月

桜満開目前の徳島にて
徳島大学大学院医歯薬学研究部運動機能外科学教授
西良浩一

脊椎手術と合併症
回避の技とトラブルシューティング

CONTENTS

I 合併症回避の技

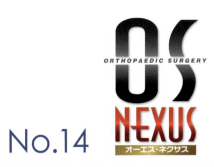

No.14

Ⅱ トラブルシューティング

執筆者一覧

担当編集委員

西良　浩一　　徳島大学大学院医歯薬学研究部運動機能外科学教授

執筆者（掲載順）

山屋　誠司　　東北大学大学院医学系研究科整形外科学

酒井　紀典　　徳島大学大学院医歯薬学研究部運動機能外科学准教授

根尾　昌志　　大阪医科大学生体管理再建医学講座整形外科学教授

長町　顕弘　　高松市民病院副院長

磯貝　宜広　　国際医療福祉大学三田病院整形外科・脊椎脊髄センター

石井　　賢　　国際医療福祉大学医学部整形外科学主任教授

鈴木　喜貴　　名古屋第二赤十字病院整形外科・脊椎脊髄外科副部長

手束　文威　　徳島大学大学院医歯薬学研究部運動機能外科学

土屋　邦喜　　JCHO九州病院整形外科診療部長

戸川　大輔　　浜松医科大学整形外科学講座・長寿運動器疾患教育研究講座特任准教授

安藤　智洋　　名古屋第二赤十字病院整形外科部長

八木　　満　　慶應義塾大学医学部整形外科学講師

藤原　　靖　　広島市立安佐市民病院整形外科主任部長

村上　英樹　　金沢大学大学院医薬保健学総合研究科整形外科学准教授

今釜　史郎　　名古屋大学医学部整形外科学講師

柴山　元英　　あいちせぼね病院副院長

福田健太郎　　済生会横浜市東部病院運動器センターセンター長・整形外科部長

大和　　雄　　浜松医科大学整形外科学

船尾　陽生　　国際医療福祉大学医学部整形外科学講師

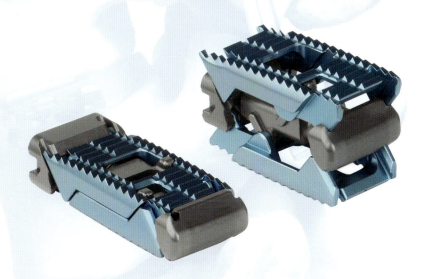
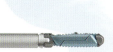 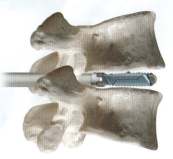 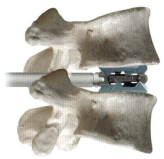
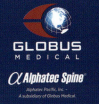

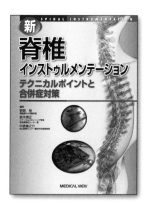
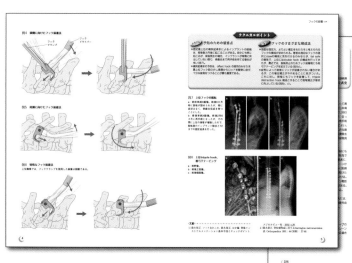
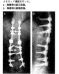

電子版の閲覧方法

メジカルビュー社 eBook Library

本書の電子版をiOS端末，Android端末，Windows PC（動作環境をご確認ください）でご覧いただけます。下記の手順でダウンロードしてご利用ください。ご不明な点は，各画面のヘルプをご参照ください。

1 会員登録（すでにご登録済みの場合は2にお進みください）

まず最初に，メジカルビュー社ホームページの会員登録が必要です（ホームページの会員登録とeBook Libraryの会員登録は共通です）。PCまたはタブレットから以下のURLのページにアクセスいただき，「新規会員登録フォーム」からメールアドレス，パスワードのほか，必要事項をご登録ください。

https://www.medicalview.co.jp/ebook/

▶ 右記のQRコードからも進めます

2 コンテンツ登録

会員登録がお済みになったら「コンテンツ登録」にお進みください。
https://www.medicalview.co.jp/ebook/のページで，1 会員登録したメールアドレスとパスワードでログインしていただき，下記のシリアルナンバーを使ってご登録いただくと，お客様の会員情報にコンテンツの情報が追加されます。

本書電子版のシリアルナンバー
コイン等で削ってください

※本電子版の利用許諾は，本書1冊について個人購入者1名に許諾されます。購入者以外の方の利用はできません。
　また，図書館・図書室などの複数の方の利用を前提とする場合には，本電子版の利用はできません。
※シリアルナンバーは一度のみ登録可能で，再発行できませんので大切に保管してください。また，第三者に使用されることの無いようにご注意ください。

3 ビュアーアプリのインストール

お客様のご利用端末に対応したビュアーをインストールしてください。

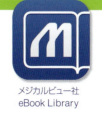

メジカルビュー社
eBook Library

⬇ iOS版『メジカルビュー社 eBook Library』ビュアーアプリ（無料）
App Storeで「メジカルビュー社」で検索してください。

⬇ Android OS版『メジカルビュー社 eBook Library』ビュアーアプリ（無料）
Google Play で「メジカルビュー社」で検索してください。
※Kindle Fire には対応しておりません。恐れ入りますが他の端末をご利用ください。

⬇ Windows PC版『メジカルビュー社 eBook Library』ビュアー（無料）
http://www.medicalview.co.jp/ebook/windows/のページから
インストーラーをダウンロードしてインストールしてください。

4 コンテンツの端末へのダウンロード

❶ 端末のビュアーアプリを起動してください。

❷ 書棚画面上部メニュー右側の ⚙ アイコンを押すと，ユーザー情報設定画面が表示されます。

(Android版 , Windows 版 は表示されるメニューから「ユーザー情報設定」を選択)

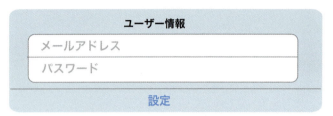

ユーザー情報

| メールアドレス |
| パスワード |

設定

※画面やアイコンは変更となる場合がございます。

ここでは，❶ の手順で会員登録したメールアドレスとパスワードを入力して「設定」を押してください。

この手順により端末にコンテンツのダウンロードが可能になります。会員登録と違うメールアドレス，パスワードを設定するとコンテンツのダウンロードができませんのでご注意ください 。

❸ 書棚画面上部メニューの ➕ アイコンを押すとダウンロード可能なコンテンツが表示されますので，選択してダウンロードしてください。

ダウンロードしたコンテンツが書棚に並び閲覧可能な状態になります。選択して起動してください。

※PCとタブレットなど2台までの端末にコンテンツをダウンロードできます。

5 コンテンツの端末からの削除

端末の容量の問題等でコンテンツを削除したい場合は下記の手順で行ってください。

❶ 書棚画面上部メニューの ➖ アイコンを押すと，端末内のコンテンツが一覧表示されます。コンテンツ左側の削除ボタンを押すことで削除できます。

※コンテンツは 4 の ❸ の手順で再ダウンロード可能です。
※端末の変更等でご使用にならなくなる場合，コンテンツを端末から削除してください。コンテンツをダウンロードした端末が2台あり，削除しないで端末を変更した場合は新たな端末でコンテンツのダウンロードができませんのでご注意ください 。

ビュアーの動作環境 ※2018年3月1日時点での動作環境です。バージョンアップ等で変更になる場合がございますので当社ウェブサイトでご確認ください。

iOS
iOS 8.3 以降をインストールできる iOS 端末

Windows PC　※Macintosh PCには対応していません。
Windows 7/Windows 8.1/Windows10 を搭載のPC
(CPU：Core i3 以上，メモリ：4GB 以上，
ディスプレイ：1,024 x 768 以上の画面解像度)

Android
RAM を 1GB 以上搭載した，Android OS 4.0 以降を
インストールできる端末
※Kindle Fire には対応しておりません。恐れ入りますが他の端末をご利用ください。

合併症回避の技

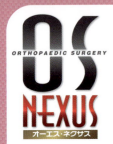

I. 合併症回避の技

腹臥位手術（体位）による
合併症の回避

東北大学大学院医学系研究科整形外科学　山屋　誠司
徳島大学大学院医歯薬学研究部運動機能外科学　酒井　紀典

Introduction

　一般に頚椎から腰仙椎まで，後方アプローチの手術は腹臥位で行い，前方・側方アプローチは仰臥位・側臥位で行う。

術前情報

　腹臥位によって腹部内臓や下大静脈圧が上昇すると，脊柱管内静脈叢の怒張と血流増加をきたし，術中出血量が増すことはよく知られている。術中出血を減らすためにも，腹部圧迫を減らす体位と手術台の工夫は脊椎手術において重要である。

● 体位

　体位による特殊な合併症があるため，患者の身長，体重，体型の特徴など患者情報を術前に十分に把握する必要がある。

　四肢短縮型低身長 図1a，高度肥満 図1b などの症例は，通常の四点支持台と体型が合わない可能性もあり，調整が必要である。

　胸椎後縦靱帯骨化症（ossification of posterior longitudinal ligament：OPLL）の症例は，腹臥位体位で麻痺の増悪がないか確認する必要がある。

　これらの症例の場合は，あらかじめ患者とともに術前手術体位シミュレーションを行うことが有用である。

> **コツ&注意　NEXUS view**
>
> 　術前の手術体位シミュレーションは，体位変換に伴う麻痺出現の有無を確認できるとともに，手台の位置や体圧分散マットの位置など事前に確認できるため，腹臥位に伴う合併症のリスクを軽減でき，手術当日の準備時間も短縮できるため大変有用である。

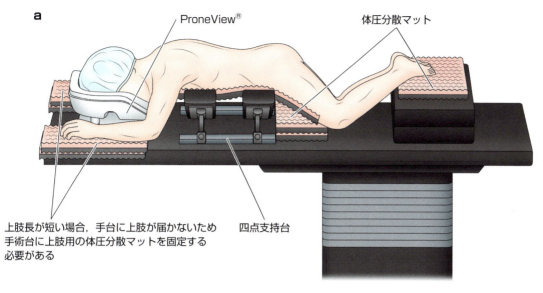

a

ProneView®

体圧分散マット

上肢長が短い場合，手台に上肢が届かないため
手術台に上肢用の体圧分散マットを固定する
必要がある

四点支持台

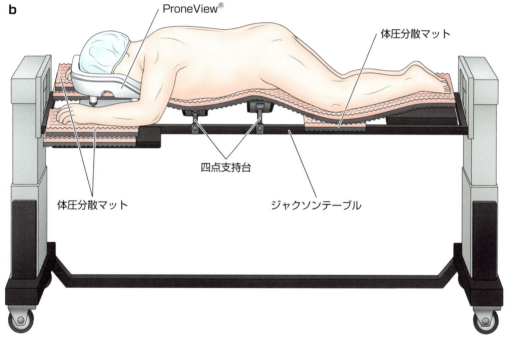

b

ProneView®

体圧分散マット

四点支持台

ジャクソンテーブル

体圧分散マット

図1 体型による体位の調整

a：四肢短縮型低身長患者の場合の腹臥位。軟骨無形成症で腰部脊柱管狭窄症を呈した症例では体幹に比べ四肢が短いため，4点支持台の位置や手台の位置など工夫が必要である。

b：高度肥満・胸椎OPLL患者の場合の腹臥位。高度肥満の胸椎OPLLの患者の腹臥位体位をとるときには，まず腹臥位体位自体で下肢の麻痺が出ないか確認する必要がある。また，高度肥満患者では，腹圧をかけないための4点支持台の位置に注意が必要である。直接腹部を触れて圧が抜けていることを確認する。

Fast
Check

❶ 術前に患者の特殊体型（低身長，四肢長，関節拘縮，高度肥満など）の有無を確認し，手術体位シミュレーションの必要性を検討する。

❷ ペースメーカー，ストーマなどがある場合は，その位置を確認し，4点支持台に接触しないように準備する。

❸ 術式および患者の体型によって，使用する手術台の種類を事前に検討する。

1 腹臥位のセッティング

腹臥位になる前のチェックポイント

　術者は腋窩の位置の確認と，両側鎖骨部と上前腸骨棘の距離，左右上前腸骨棘の距離を計測し，四点支持台パッドの位置や角度を調整する。

　次に体圧分散マットを四点支持台から大腿部，膝，足部まで適切な位置に設置する。

　仰臥位から落下することなく安全に正しい腹臥位をとるためには，体位変換する際，体幹・四肢を多くの人員で支えながら行う必要がある。この負担の軽減かつ安全性の向上のために，体位変換補助用具の使用も推奨できる[1]。厚手の布製で作られており，体幹全体を包み込み保持することができる。取手が付いているため，患者の体幹や四肢が脱落することなく，安全に最小の力で手術台に移動することができる 図2。

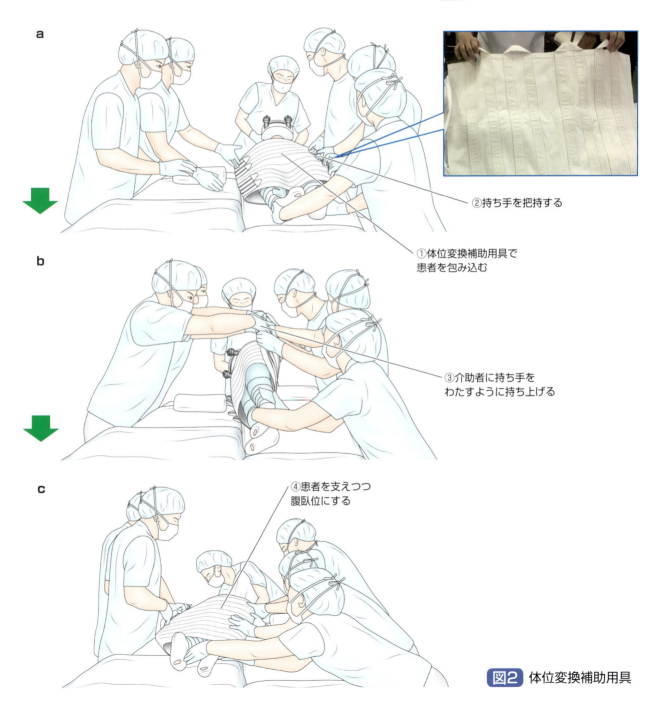

a

②持ち手を把持する

①体位変換補助用具で
患者を包み込む

b

③介助者に持ち手を
わたすように持ち上げる

c

④患者を支えつつ
腹臥位にする

図2　体位変換補助用具

腹臥位をとった後のチェックポイント

　まず①腹部，②両眼窩，③両鎖骨部，④腋窩部，⑤尺骨神経溝に直接圧迫がないことを確認する。外側大腿皮神経障害をきたさないように上前腸骨棘から大腿部の圧迫は，体圧分散マットで接触面積を広くする。皮膚の発赤や潰瘍など皮膚障害の予防のためにも，体圧分散マットを使用する。

　頭部の固定・支持は，頚椎手術のときはMayfield型頭蓋三点固定器で固定し，胸腰椎後方手術のときは，ProneView®（ミズホ社）を使用する 図3 。

コツ&注意 NEXUS view

　神経への直接圧迫を避ける。外側大腿皮神経のように圧迫が避けられない場所は，接触面積を増やすため体圧分散マットの使用が有用である。

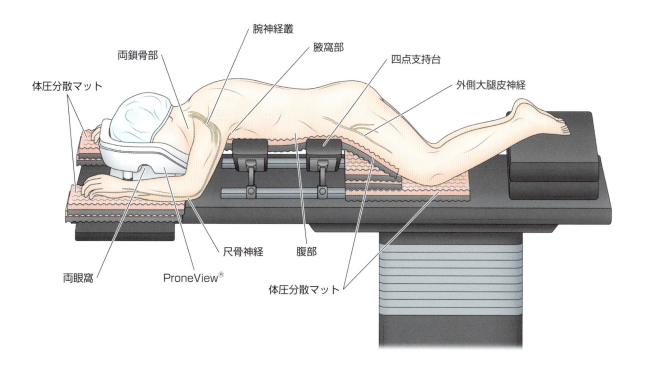

図3 腹臥位をとった後のチェックポイント

合併症の回避

　頭部を固定した後に，眼球が圧迫されていないか直接みて視覚的に確認し，さらには眼窩の位置を触れて確認する。ProneView®は底面が鏡になっているために眼窩の位置と圧迫の有無を確認しやすい 図4 。

　術前の腹臥位をとった後だけではなく[2]，術中も圧迫がないことを確認する必要がある。

　確認を麻酔科医に任せるのではなく，術者も責任をもって確認することが大切である。

a

b

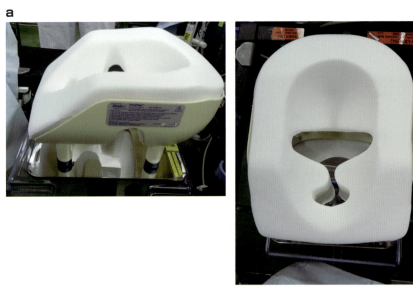

眼球が圧迫されていないか，
手で触って確認する

ProneView®底面の鏡で眼窩の位置と
圧迫の有無を目視で確認する

図4 ProneView®での眼球圧迫回避

2 腹臥位での合併症

腹臥位による圧迫傷害が危惧される主な部位は，神経，眼，皮膚の3部位である。また，肩・股関節拘縮を合併する症例では，術後関節痛を増悪させないよう，無理のない肢位で固定する注意が必要である。

周術期の末梢神経障害

周術期の末梢神経障害は術後機能障害をもたらすため，機能障害の改善を目的とする脊椎手術においては絶対に避けるべき合併症である。数週間で改善する麻痺から恒久的な麻痺までさまざまあり，発生率は0.03〜0.1％と報告されている[3]。なかでも尺骨神経障害と腕神経叢障害の頻度が高いため注意が必要である。

尺骨神経障害の回避

肘内側の尺骨神経溝を通る尺骨神経は，腹臥位での脊椎手術の際に手台の位置によって圧迫される可能性が高い。体圧分散マットを前腕に当てて肘の直接圧迫を除去する工夫，過屈曲にならない注意などが必要である 図5 。

腕神経叢障害の回避

腋窩部，腕神経叢の圧迫によって上肢全体の機能障害を生じる可能性がある。実際に腹臥位手術台（四点支持台）に腹臥位になった際に，両側の鎖骨が四点支持台より頭側に抜けていること，腋窩部が腹臥位手術台やマットの角で圧迫されていないことに注意する必要がある 図5 。

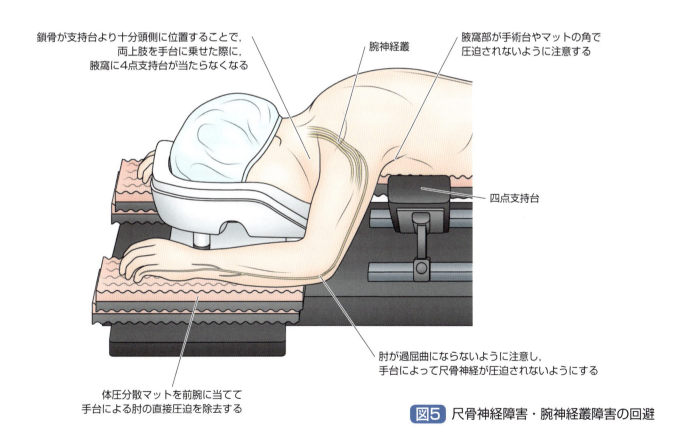

鎖骨が支持台より十分頭側に位置することで，両上肢を手台に乗せた際に，腋窩に4点支持台が当たらなくなる

腕神経叢

腋窩部が手術台やマットの角で圧迫されないように注意する

四点支持台

肘が過屈曲にならないように注意し，手台によって尺骨神経が圧迫されないようにする

体圧分散マットを前腕に当てて手台による肘の直接圧迫を除去する

図5 尺骨神経障害・腕神経叢障害の回避

外側大腿皮神経障害の回避

　上前腸骨棘の内側部，鼠径靱帯の下を走行する外側大腿皮神経は，腹臥位手術台（四点支持台）で圧迫を受ける可能性がある。四点支持台の位置に注意し，上前腸骨棘を局所的に圧迫しないよう接触面積を増やし，体圧分散マットを併用するなどの工夫が有効である **図6**。

腓骨神経障害の回避

　腓骨頭後方にある腓骨神経に圧迫や牽引力が加わることで発生する。腹臥位ではまれであるが，側臥位では直接圧迫しないように注意が必要である。

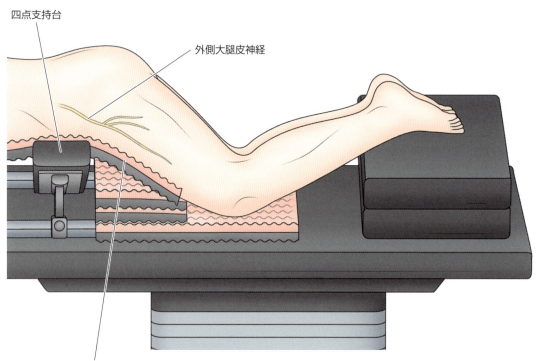

四点支持台

外側大腿皮神経

四点支持台で上前腸骨棘を局所的に圧迫しないよう，
体圧分散マットで接触面積を増やす

図6 外側大腿皮神経障害の回避

術後の視覚障害

眼合併症

腹臥位手術の眼合併症は発生頻度0.0094～0.2％[4,5]と非常にまれであるが，失明を含む重篤な視機能障害を発生する。眼合併症としては，①外的圧迫などによる損傷，②虚血性視神経炎，③網膜動脈閉塞症，④皮質盲（脳視覚路の塞栓性脳梗塞）があり，虚血性視神経炎が最も多い。

原因

眼合併症の原因について，以前は圧迫などによる眼圧の上昇に伴い眼潅流圧が減少し，視神経血流が低下すると考えられていた。しかし近年の研究で，眼圧の関与よりも血流障害に脆弱な後毛様体動脈watershed zoneの虚血による「虚血性視神経炎」が注目されている[6]。術前からの血流障害因子に加え，術中に発生する視神経への潅流圧低下や酸素供給低下が原因と考えられている。また視神経血流は脳血流に比べ，低血圧や貧血の際に血流を維持する調整が乏しいことも要因とされる[7]。

虚血性視神経炎のリスクファクター

虚血性視神経炎の術前リスクファクターとしては，①術前貧血，②肥満，③喫煙，④高血圧，⑤糖尿病，⑥末梢血管病変，⑦冠動脈疾患が報告されている。

術中リスクファクターとしては，①長時間手術（6.5時間以上），②術中大量出血（循環血液量の44.7％以上）が報告されている[6,8]。

術式別神経障害の発生頻度

術式別神経障害の発生頻度は，側弯矯正術で0.28％，腰椎固定術で0.14％と報告されている[5]。腹臥位で低血圧麻酔が長時間必要となる側弯矯正術で，最も眼合併症発生率が高いのは，視神経の虚血が一因となっている可能性がある。

合併症の回避

患者のリスクファクターを十分把握したうえで，①眼窩圧迫の回避，②低潅流性の視機能障害の発生を念頭に置いた術中血圧管理法[6,9]，③術中輸血の準備，④手術時間の短縮，⑤二期的手術の検討などの準備が推奨されている[9]。

周術期の皮膚障害

腹臥位の手術体位によって，同一部位に長時間の圧迫が加われば皮膚や皮下組織の血流障害を生じ，発赤や腫脹，さらには表皮剥離・潰瘍形成を伴う場合もある。

術中の褥瘡発生のリスクについては，接触圧40mmHg以下では褥瘡が発生しにくかったこと[10]から，①局所の接触圧が高いこと，②接触時間が長いこと（4時間以上）[11]が大きな要因とされている。

合併症の回避

①体圧分散マット，低反発弾性ウレタンフォームの使用や，②局所圧迫部位への撥水性皮膚保湿クリームの塗布が有効であると報告されている[12]。また，同一体位での長時間手術が予想される場合は，二期的手術も検討の余地がある。

腹臥位手術後の眼合併症

　腹臥位手術後の眼合併症の予防に関するアメリカ麻酔科学会perioperative visual loss task forceによる臨床的提言を 表1 [6,8)] に示す。

①長時間手術（6.5時間以上），出血量が多い手術（循環血漿量44.7%以上），その両方の場合は眼合併症の高リスク患者として，インフォームドコンセントが必要である。

②高リスク患者では，血圧の連続的測定が推奨される。術前の24%以内の血圧，または収縮期血圧84mmHg以上の収縮期血圧を維持するべきである。

③輸液管理として，高リスク患者では中心静脈圧モニターが推奨される。血管内容量維持のため，晶質液に加え膠質液を併用するべきである。

④高リスク患者では，ヘモグロビン9.4g・dL^{-1}以上，ヘマトクリット28%以上に維持するべきである。

⑤眼球圧迫の有無は定期的にチェックする。頭部は心臓より高い頭高位になるよう，頭囲が屈曲や回旋などない位置になるよう体位をとる。

⑥6.5時間以上の手術，出血液量が循環血液の44.7%になる場合は，二期的手術も考慮するべきである。

⑦高リスク患者では，覚醒後に視機能を調査する。

表1 アメリカ麻酔科学会
perioperative visual loss task forceによる
眼合併症予防の臨床的提言

10

文献

1） 北山泰子. 安全で効率よく腹臥位へ体位変換する用具の開発と運用. OPE nursing 2015；30：428-30.

2） 南　学, 花北順哉, 高橋敏行, ほか. 脊椎手術中の合併症の現状：医師の立場から. 脊椎脊髄ジャーナル 2017；30：964-71.

3） Kamel I, Barnette R. Positioning patients for spine surgery：Avoiding uncommon position-related complications. World J Orthop 2014；5：425-43.

4） Stevens WR, Glazer PA, Kelley SD, et al. Ophthalmic complications after spinal surgery. Spine（Phila Pa 1976）1997；22：1319-24.

5） Patil CG, Lad EM, Lad SP, et al. Visual loss after spine surgery：a population-based study. Spine（Phila Pa 1976）2008；33：1491-6.

6） 川口昌彦, 林　浩伸, 蓮輪恭子, ほか. 非眼科手術後の眼合併症. 麻酔 2012；61（増刊）：S112-9.

7） Lee LA, Deem S, Glenny RW, et al. Effects of anemia and hypotension on porcine optic nerve blood flow and oxygen delivery. Anesthesiology 2008；108：864-72.

8） American Society of Anesthesiologists Task Force on Perioperative Visual Loss. Practice advisory for perioperative visual loss associated with spine surgery：An updated report by the American Society of Anesthesiologists task force on perioperative visual loss. Anesthesiology 2012；116：274-85.

9） Orihashi K, Matsuura Y, Sueda T, et al. Flow velocity of central retinal artery and retrobulbar vessels during cardiovascular operations. J Thorac Cardiovasc Surg 1997；114：1081-7.

10）立花隆夫, 今福信一, 入澤亮吉, ほか. 褥瘡診療ガイドライン. 日皮会誌 2011；121：1791-839.

11）Wu T, Wang ST, Lin PC, et al. Effects of using a high-density foam pad versus a viscoelastic polymer pad on the incidence of pressure ulcer development during spinal surgery. Biol Res Nurs 2011；13：419-24.

12）Horiguchi T, Shimizu M, Hikita Y, et al. Water-repellent moisturizing cream protects a patient against pressure injury of skin during prone position surgery. A prospective, double-blind, randomized study. Eur J Anaesthesiology 2015；32：8AP9-9, e-Supplement 53.

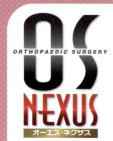

I. 合併症回避の技

後頭－頚椎固定術後に起こる呼吸・嚥下障害の回避

大阪医科大学生体管理再建医学講座整形外科学　根尾　昌志

Introduction

術前情報

●後頭－頚椎固定術後呼吸・嚥下障害の原因

　後頭－頚椎（occipito-cervical；O-C）固定術後に起こる呼吸障害（窒息）・嚥下障害は，最悪の場合，生命をも脅かす重篤な合併症で，確かにまれではあるが，多くの専門施設で経験されている。それにもかかわらず，真の原因はよくわかっていなかった。そのため，O-C固定術の前にハローベストを装着して嚥下が問題なくできれば，ハローベスト装着のまま手術をしてそのままの位置で固定することが実際的な方法として今まで提唱されてきた。しかし，著者は，そのようにしたにもかかわらず嚥下障害が起こったという相談を受けたこともあり，決して確実な方法とはいえなかった。さらに，ハローベスト固定のまま手術をすると，手術が大変やりにくい場合もある。また，そうやって手術をしたにもかかわらず，呼吸・嚥下障害が起こった場合，真の原因が不明なのでどうしてよいかわからず，にっちもさっちもいかなくなる。

　近年，この合併症は下顎と頚椎が近付いた位置で固定されることが原因であることがわかってきた。下顎が頚椎に近付くと，前方と左右を下顎，後方を頚椎と，四方を硬い骨に囲まれている舌根の逃げ場がなくなり，口咽頭部の気道を圧迫して狭くする。ひどいときには，舌根沈下と同様の状態になって窒息を起こす。嚥下障害だけを起こす頻度のほうがはるかに高いが，まれに窒息を起こした症例ではほとんどが嚥下障害を合併している[1]。つまり，下顎と頚椎の距離が近付いても窒息にまで至らない場合には嚥下障害だけをきたすと考えられる。嚥下は非常に緻密に構成された一連の運動であるため，口咽頭部の狭窄だけでなく，例えば，下顎－頚椎間の狭小化が，嚥下の際の舌や舌骨の協調運動を邪魔して嚥下障害を起こす可能性もある。

●O-C2の役割とO-C2角

　下顎と頚椎の間の距離を決めるのは，主に固定姿位のO-C2の角度（O-C2角：McGregor線とC2終板のなす角。前開きを「正」とする）である 図1 。多くの脊椎外科医が中・下位頚椎レベルにこの合併症の原因があると直感的に考えてきたことも，長い間メカニズムが不明であった理由の1つであろう。上位頚椎アライメントが決め手であるというのは少し意外であるが， 図2 をみると，側面像でのO/C1の角度，次にC1/2の角度が下顎と頚椎の距離に影響を与え，subaxial（軸椎下）はほとんど関係しないことがわかる。

　実際の手術ではO/C1のみを固定することはほとんどないため，結局O-C2の固定アライメントが術後の呼吸・嚥下障害の決定因子となる。逆に，今まで一見関係なさそうなO-C2のみの固定でなぜ嚥下障害が起こるのか説明できなかったが，上記が理解できればよくわかる。

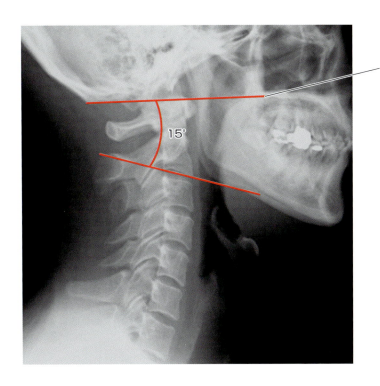

McGregor線

図1 O-C2角

O-C2角はMcGregor線とC2終板のなす角で前開きを「正」とする。この症例では15°であるが，健常者でも0°以下から35°以上まで個人差が大きい。そのため，正常値は存在せず，その個人の頚椎中間位でのO-C2角を固定位の指標としている。

a

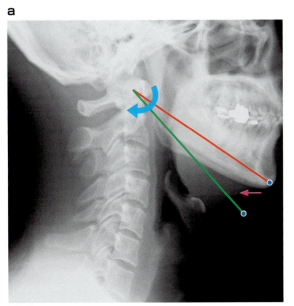

b

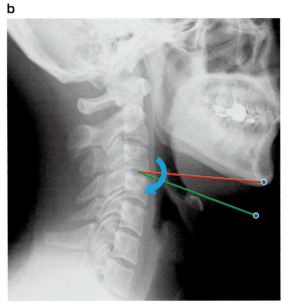

図2 上位頚椎アライメント

図1のX線像で，**a**のようにO/C1のみを屈曲させると下顎（オトガイ）は頚椎に近付く（矢印）。しかし，**b**のようにC3/4のみが同じ角度で屈曲してもオトガイはほとんど頚椎に近付かない。これは，O/C1の屈曲の中心がオトガイに対して高い位置にあるためである。そう考えると，屈伸が下顎−頚椎間距離に最も影響を与えるのは，最も回転中心の高いO/C1，その次は2番目に回転中心の高いC1/2となり，C3/4以下はほとんど影響を与えないことがわかる。O/C1のみを固定する手術はほとんどないため，O-C2の固定角度が下顎−頚椎間距離をほぼ決定するといってよい。

従ってこの合併症は決して全頸椎固定術後だけに起こるのではなく，後頭骨から上位頸椎までの短椎間固定術でも起こりうることを理解しておかねばならない。実際，著者が相談を受けたり報告を受けたりした7例中6例が，O-C2またはO-C3の短椎間固定術であった。一方でC1/2のみを屈曲位で固定しても，O/C1関節が代償するため嚥下障害はほとんど起こらない。

　上記に基づき，著者ら[2]はO-C2角を指標とすることを提唱している。「術前に嚥下障害がない症例では，固定O-C2角を術前中間位のO-C2角以上に保つことにより，術後の窒息・嚥下障害を予防できる」というのが著者らの主張である。つまり，固定O-C2角が術前中間位のO-C2角よりも小さくなると，頸椎に対して頭蓋骨が屈曲し，下顎が頸椎に近付く。健常者ではO-C2角が10°小さくなるだけで37％も気道が狭くなる[3]。

　著者ら[1,2]の経験では，固定O-C2角が術前中間位よりも10°以上減少した症例では，全例嚥下障害を起こし，最大18°小さくなった症例は抜管後窒息した。さらに重要なことは，10°程度のO-C2角の変化は外観からは決してわからず，正確なX線側面像上で計測して初めて把握できるものであるということである。この一見ではわからない微妙な差で重篤な合併症が起こるということも，原因が長い間不明であった理由の1つであろう。

　実際の下顎−頸椎間距離でなくO-C2角を指標とする理由は以下の点である。
①術中経口挿管され開口した状態では，口を閉じて撮影された術前中間位X線像と距離の比較ができない。
②距離を指標とすると，術中Cアーム画像のプリントアウトでは術前中間位との比較のためにいちいち補正しなければならず，実際的ではない。

●O-C2角以外の要因
環軸関節亜脱臼の整復
　下顎を頸椎に近付けるのは，実はO-C2角の減少だけではない。もう1つ，環軸関節亜脱臼（atlantoaxial subluxation；AAS）の整復も，環椎・頭蓋骨とともに下顎を後退させて，O-C2角が減少しなくても嚥下障害を引き起こす可能性がある 図3 [4]。その移動距離は，たかだか10mmであるが，これが気道にも大きな影響を及ぼす。従ってAASを整復した場合には，O-C2を術前中間位よりも5〜10°くらい伸展位で固定するほうが無難である。

　残念ながらAAS整復時の気道に与える影響はばらつきが多く，具体的に何mm整復したとき何度余分にO-C2角を大きくして固定したらよいかは提示できない。AAS整復時は下顎と頸椎の距離を術前と比較しながら，総合的に判断するしかないと考える。

アテトーゼ頸髄症
　その他に，経験上アテトーゼ頸髄症ではO-C2角やAASの整復を考えて固定しても，軽度嚥下障害が起こったことを経験している。原因は不明だが，アテトーゼ頸髄症の患者は首全体を動かしながらタイミングを図って嚥下をしているので，頸椎の制動そのものが嚥下障害を引き起こすと推察できる。

　著者らの原則はどんな場合にも守るべきであるが，アテトーゼ頸髄症ではこの原則がすべてではないと理解しておくべきである。

　当然のことながら，嚥下はきわめて巧緻な協調運動であり，多くの要素が嚥下障害に関係する。ここではあくまでもO-C固定術後に突然生じる嚥下障害の原因について述べていることを強調しておく。

●術後呼吸・嚥下障害が起こったら

　O-C2の固定姿位によって下顎と頚椎の距離が決定されてしまうため，前述の原因で起こった嚥下障害は術後待っても回復しない可能性が高い[5]。この点が，時間の経過とともに改善してくることの多い頚椎前方固定術後の嚥下障害と根本的に違うところである。O-C固定術後に，術前なかった嚥下障害（ひどいときには窒息）が起こり，固定O-C2角が術前中間位O-C2角よりも小さくなっているのが確認されれば，直ちに再手術によって固定アライメントを変更し，O-C2角を大きくすることを推奨する[5]。

　実際，前述の他院から相談・報告を受けた7例はすべて再手術でO-C2角を大きくして，直後から症状が消失した。手術・再手術によるわずかなO-C2アライメントの変化が，嚥下障害の突然の出現，消失を引き起こすのは，わかっていても驚いてしまう。

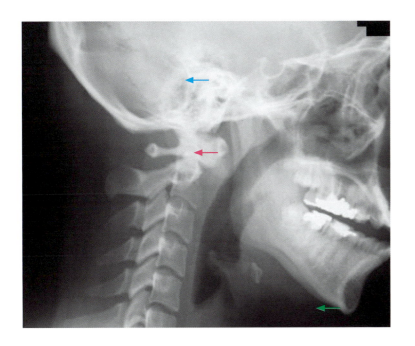

図3 環軸関節亜脱臼（AAS）の整復

AASを整復すると（赤矢印），環椎とともに頭蓋が後ろへ下がり（青矢印），それに伴って下顎も同じ距離だけ後ろへ下がることになる（緑矢印）。つまり，O-C2角が変化しなくても，AASの整復は下顎を頚椎に近付け，口咽頭気道を狭くすることがわかる。

Fast Check

❶ O-C固定術後の嚥下障害は，術前嚥下障害のなかった人の場合，固定O-C2角が術前中間位O-C2角よりも小さくなることによって起こる。特に10°以上の減少は合併症必発と考えたほうがよい。

❷ 術中ロッドの締結直前にO-C2角が術前中間位O-C2角以上となるよう頭部を固定し直す。Cアームで正確な側面像を撮影し，プリントアウトしたうえで計測して最終固定位を決定することが大切である。きちんと測定せず，一見した肉眼での頭位やCアームモニターだけで判断をすると痛い目に遭う。

❸ O-C2角が不変でもAASの整復では下顎を頚椎に近付けることになるため，その分O-C2角を術前中間位O-C2角よりも大きくして固定する必要がある。

手術手技

　ここでは，O-C固定術そのものの技術については記載せず，一例をとり，アライメント調節による嚥下障害の回避について解説する。

> 症例：80歳代，女性。
>
> 　急速に歩行不能となり他院に入院し，同院から手術依頼を受けた。7年前に同院にて椎弓形成術を受け，その後C2-C6は自然癒合している。歯突起骨折，AAS，歯突起後方偽腫瘍によりC1レベルで脊髄が圧迫されていた（**図4a** 矢印）。入院時嚥下障害はなく，X線像中間位のO-C2角は33°であった。後頭骨－C2棘突起間が狭く，このままでは手術が大変やりにくいことが予想された（**図4b** 矢印）。
>
> 　手術まで麻痺の進行を抑止する目的でハローベスト固定を同院に依頼し，最終的に同院に出張して手術を行った。ハローベストはO-C2角20°で固定されていたが，嚥下障害は生じていなかった。すでにC2-C6が癒合していることと，慣れない他院での手術であることから，頚椎のアンカーはフックを用いた。

a

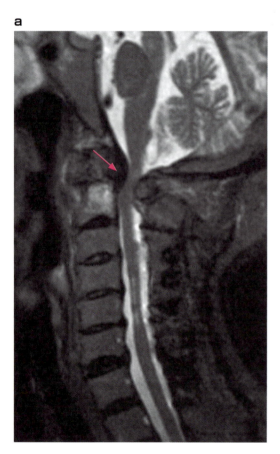

b

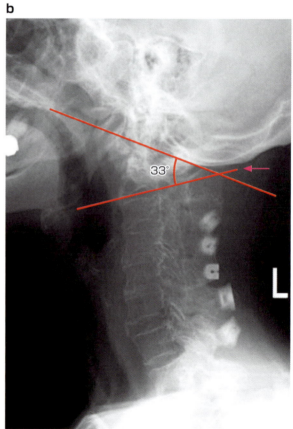

図4 症例

a：術前MRI T2強調矢状断像。C1レベルで脊髄の圧迫を認める（矢印）。

b：術前頚椎X線側面像。O-C2角は33°で，後頭骨とC2棘突起がほとんど接しており（矢印），その奥にC1後弓がある。

1 手術体位と術中の頚椎アライメント

手術では全身麻酔導入後，まずハローベストを除去した。ハローベスト装着のまま体位をとるこれまでの常識とは真逆である。

普通の手術同様，Mayfield頭蓋固定器を用いて腹臥位とした。その状態で頭部を持ち上げ，顎引き位（retraction position）として固定することによりO-C2間を広げ，環椎後弓切除・頭蓋プレート設置をやりやすくした 図5a 。

このポジションをCアームで撮影し，プリントアウトしてO-C2角を計測すると7°であった 図5b 。

もし，この角度でそのままO-Cを固定すると，O-C2角は術前中間位よりも26°小さくなることとなり，ほぼ確実に嚥下障害，場合によっては窒息を引き起こす。

コツ&注意 NEXUS view

Cアーム画像は必ずプリントアウトしてO-C2角を計測する。

a

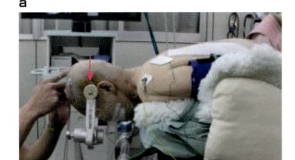

b

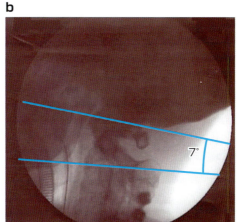

7°

c

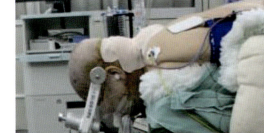

d

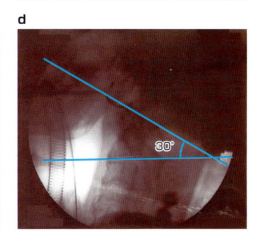

30°

図5 術前後の頚椎アライメント

a：手術直前のマクロ写真。ロッド締結の準備ができたら，頭部のダイヤル（矢印）を緩めて予定した最終的な固定位に固定し直す。
b：手術体位のCアーム画像のプリントアウト。O-C2角は7°となっており，後頭骨とC2棘突起の間が大きく開いている。これによって，C1後弓切除，後頭骨プレート設置がやりやすくなった。
c：手術直後のマクロ写真。マクロの写真で術後の頭部の位置を術前（**a**）と比べてみても，23°もO-C2角が伸展したことはわからない。
d：O-C2角変更後のCアーム画像のプリントアウト。O-C2角30°で最終的にロッドを締結した。

2 O−C固定時の頚椎アライメント

　環椎後弓切除，後頭・頚椎のアンカー設置後，Mayfield頭蓋固定器の耳の上に位置するダイヤル（ 図5a 矢印 ）のみを緩め，頭部を軽度伸展させて再度固定した 図5c 。このダイヤルでは主に上位頚椎の屈伸をコントロールできる。

　このポジションでCアーム画像をプリントアウトしてO-C2角を計測し，最終的にO-C2角が術前とほぼ同じ30°となる位置で固定した 図5d 。

　この症例では，ハローベスト固定位のO-C2角20°でも嚥下障害を起こさないことがわかっていたためこの角度（30°）を許容したが，普段は計測誤差を勘案して，術前の中間位より5°くらい伸展位で最終固定している。この位置でロッドを締結，腸骨を移植して手術を終了した。

　術前と術後のマクロ写真を見比べても，23°という大きなO-C2角の変化（7°→30°）さえも肉眼では判断できないことがわかる 図5a ， 図5c 。

　術後嚥下障害は生じず，X線像ではO-C2角33°と術前と同じであった 図6 。JOA scoreは術前5.5点から術後2カ月で8.5点に改善した。

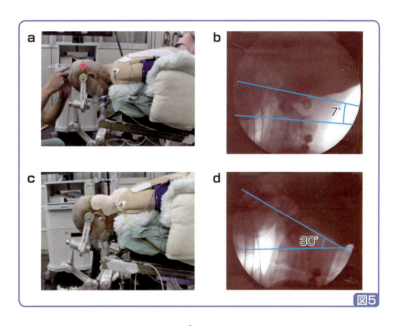

図5

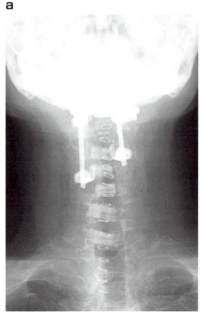

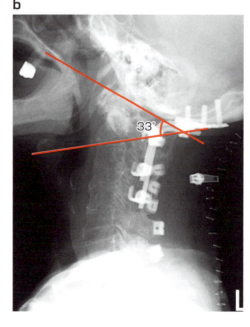

図6　術後X線像

この画像ではO-C2角が33°と術前と同じ角度になっている。術後嚥下障害は起こらなかった。

文献

1) Yoshida M, Neo M, Fujibayashi S, et al. Upper-airway obstruction after short posterior occipitocervical fusion in a flexed position. Spine（Phila Pa 1976）2007；32：E267-70.
2) Miyata M, Neo M, Fujibayashi S, et al. O-C2 angle as a predictor of dyspnea and/or dysphagia after occipitocervical fusion. Spine（Phila Pa 1976）2009；34：184-8.
3) Ota M, Neo M, Aoyama T, et al. Impact of the O-C2 angle on the oropharyngeal space in normal patients. Spine（Phila Pa 1976）2011；36：E720-6.
4) Izeki M, Neo M, Ito H, et al. Reduction of atlantoaxial subluxation causes airway stenosis. Spine（Phila Pa 1976）2013；38：E513-20.
5) Izeki M, Neo M, Takemoto M, et al. The O-C2 angle established at occipito-cervical fusion dictates the patient's destiny in terms of postoperative dyspnea and/or dysphagia. Eur Spine J 2014；23：328-36.

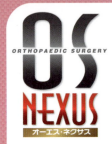

Ⅰ. 合併症回避の技

腰椎後方手術で起こる硬膜外静脈叢出血対策

高松市民病院　**長町　顕弘**

Introduction

術前情報

●硬膜外静脈叢解剖の把握

脊椎の静脈系は以下の3つの区画に分けることができる **図1**。

①脊柱管内で硬膜を取り巻く前内椎骨静脈叢と後内椎骨静脈叢。

②椎体静脈。

③前外椎骨静脈叢と後外椎骨静脈叢。

腰椎後方手術の際に問題になるのは，主に前内椎骨静脈叢と後内椎骨静脈叢である。前内椎骨静脈叢は脊柱管の前外側に左右平行に存在し，静脈輪によって交通している[1] **図2**。

後内椎骨静脈叢からの出血は容易に止血することが可能であるが，前内椎骨静脈叢からの出血は神経組織が介在するためしばしば止血困難となる。

●出血予防のための術前準備

内服薬の把握

抗凝固薬，抗血小板薬はもとより，血管拡張薬，冠血管拡張薬，脳循環・代謝改善薬，高脂血症治療薬など術前に内服薬を把握し，休薬が必要な場合にはそれぞれの薬剤に応じた休薬期間を設け，必要に応じてヘパリン置換を行う **表1**。

これらの薬剤に加え，最近抗うつ薬である選択的セロトニン再取り込み阻害薬（selective serotonin reuptake inhibitors；SSRI）にも術中・術後出血を増加させる作用があることが報告されているので注意が必要である[2]。

トラネキサム酸の投与

トラネキサム酸はプラスミノーゲンに結合してその活性化を阻害することにより，一次線溶系亢進に基づく出血に対する止血効果を有している。白血病，再生不良性貧血，血小板減少性紫斑病，鼻出血などの治療に用いられてきた。

このトラネキサム酸の術前・術中投与により出血量を減少させうることは以前から知られており，外傷による出血や人工関節手術の際に使用されてきた。近年脊椎外科領域でもよく使用されるようになっている。

Colominaら[3]は術前20分までに10mg^{-kg}のトラネキサム酸を投与し，術中2mg^{-kg}を創閉鎖まで投与した群と生理食塩水（生食水）を投与したプラセボ群のrandomized double-blind clinical trialを行い，トラネキサム酸を投与した群で術中・術後出血量が有意に少なかったと報告している。また，systematic review[4]でも，脊椎手術時の止血に対して有効であると報告されている。

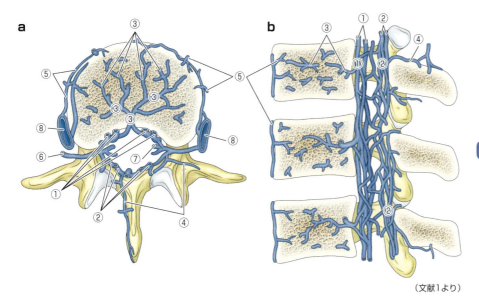

図1 硬膜外静脈叢の解剖

① 前内椎骨静脈
② 後内椎骨静脈
③ 椎体静脈
④ 後外椎骨静脈
⑤ 前外椎骨静脈
⑥ 椎間静脈
⑦ 根静脈
⑧ 上行腰静脈

（文献1より）

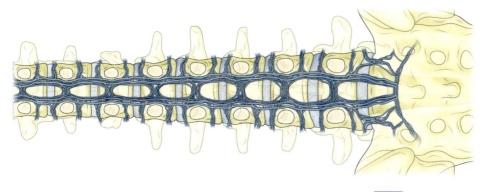

（文献1より）

図2 後方からみた腰仙椎前内椎骨静脈叢

分類	一般名	商品名	休薬期間の目安
抗血小板薬	アスピリン	バイアスピリン®（バイエル薬品）	7〜14日
	アスピリン・ダイアルミネート配合剤	バファリン（ライオン社）	7〜14日
	クロピドグレル硫酸塩	プラビックス®（サノフィ社）	7〜14日
	イコサペント酸エチル	エパデール（持田製薬）	7〜10日
	ベラプロストナトリウム	ドルナー®（アステラス製薬）	1日
	サルポグレラート塩酸塩	アンプラーグ®（田辺三菱製薬）	1〜2日
	シロスタゾール	プレタール®（大塚製薬）	3日
抗凝固薬	ワルファリンカリウム	ワーファリン（エーザイ社）	3〜5日
	エドキサバントシル酸塩水和物	リクシアナ®（第一三共社）	1日
	リバーロキサバン	イグザレルト®（バイエル薬品）	24時間以上
	アピキサバン	エリキュース®（ブリストル・マイヤーズスクイブ社）	48時間以上
血管拡張薬	リマプロストアルファデクス	プロレナール®（大日本住友製薬）	1日
冠動脈拡張薬	ジピリダモール	ペルサンチン®（日本ベーリンガーインゲルハイム社）	1〜2日

表1 主な抗血小板薬，抗凝固薬などの手術前休薬期間

❶ 硬膜外静脈叢からの出血は，ときに止血が困難なことがある。多くの止血機器や止血材が開発されているので，それぞれの特徴をよく知り，適切に使用すれば硬膜外静脈叢からの出血にも十分対処しうる。

1 バイポーラ凝固止血器の使用

特徴

バイポーラ凝固止血器（バイポーラ）は，近接した先端電極間に低電圧の高周波電流を放電することによって組織を熱凝固させ，止血効果を得る外科手術器具である。先端形状の小さいものでは狭い術野での止血も可能である。

先端電極への組織の張り付きを防止するため，先端近くから放水できる孔をもったイリゲーションバイポーラも発売されている。先端近くから生食水を放水 図3 し，生食水のなかに放電することによって目的の組織を熱凝固させることが可能である。

出血原因

硬膜外静脈叢からの出血は脊柱管という狭い空間内で，しかも神経組織が介在するなかで生じるため，出血源を目視確認することが困難な場合が多い。

出血の原因となっている静脈の血管壁は大変薄く，バイポーラ使用によって一部が炭化して先端電極に張り付き，バイポーラを離すときに新たに静脈壁が破れて出血しやすい。

バイポーラ使用法

バイポーラ使用の際は，①バイポーラから発生した熱により神経組織を損傷しないように十分よけ，出力を通常の半分以下（マリス単位で20以下）に抑えること，②出血を吸引器で吸引しながら視野を確保し，バイポーラの先端電極と組織が張り付かないようこまめに止血することである。

先端電極からの放電によって組織を熱凝固させることによって止血させるため，あまり強く組織をはさんでしまうと放電されず，止血が得られないので注意が必要である。

しかし，しばしば止血困難であるため，あまり無理をせずに後述の局所止血材による圧迫止血を行うほうがよい。

コツ&注意 **NEXUS view**

出血源を目視できる硬膜外静脈叢からの出血では比較的容易に止血可能であるが，術野の奥，あるいは神経組織が間に介在するような場合では止血は大変難しい。

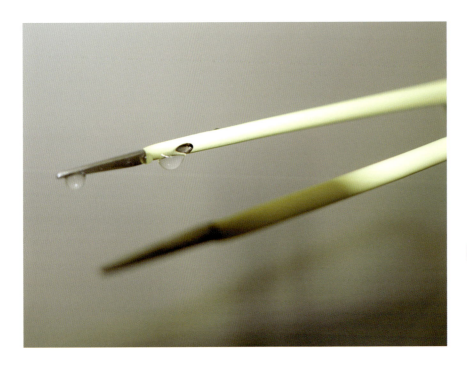

図3 **イリゲーションバイポーラ止血器**

先端近くから生食水を放水し，生食水のなかに放電することによって目的の組織を熱凝固させることが可能である。

2 局所止血材の使用

種類

局所止血材には,

①コラーゲン使用吸収性局所止血材,

②ヒトトロンビン含有ゼラチン使用吸収性止血材,

③デンプン由来吸収性局所止血材,

④トロンビン製剤,

⑤血液製剤由来液状フィブリン糊止血材(生理的組織接着剤),

⑥血液製剤由来シート状フィブリン糊止血材,

⑦酸化セルロース,

などがある。脊椎外科手術では,主に①～⑤が使用される 表2。

硬膜外静脈叢からの出血に対してバイポーラによる止血が困難なことが多いため,これらの局所止血材を使用する頻度が高い。

特徴と使用法

・コラーゲン使用吸収性局所止血材

特徴:血液を吸収して血小板を微線維性コラーゲンに粘着させ,血小板凝集を惹起させる。また,各微線維間の間隙に血小板凝集による止血血栓を形成し,止血する。

使用法:止血材を適当な大きさに分割し,出血部位に当てて圧迫する 図4。一定時間が経過すると骨切り面,静脈損傷部に血栓が形成されて止血を得ることができる。

コツ&注意 NEXUS view

コラーゲン使用吸収性局所止血材は術野に残しても約8週間で吸収されるが,神経組織周辺に残した場合,血液吸収により膨張した止血材が神経組織を圧迫して麻痺を誘発することがあるため,可能であれば閉創前に取り除くことが必要である。

生食水に懸濁して出血部位に散布して圧迫することにより止血する方法も報告されている[5]。

局所止血材	商品名
コラーゲン使用吸収性局所止血材	インテグラン®(高研社),アビテン®(ゼリア新薬工業)
ヒトトロンビン含有ゼラチン使用吸収性止血材	フロシール(バクスター社)
デンプン由来吸収性局所止血材	バード アリスタAH(メディコン社)
トロンビン製剤	トロンビン液モチダ ソフトボトル(持田製薬),トロンビン"化血研"(化学及血清療法研究所)
血液製剤由来液状フィブリン糊止血材(生理的組織接着剤)	ベリプラスト®P(CSLベーリング社),ボルヒール®(アステラス製薬),ティシール(バクスター社)

表2 局所止血材の種類

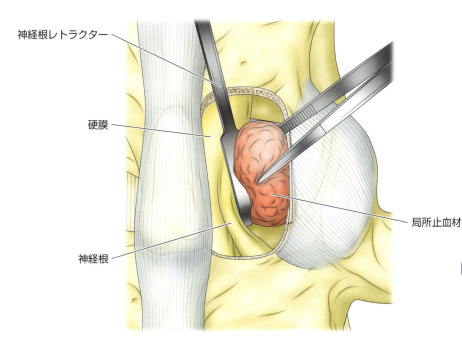

神経根レトラクター
硬膜
神経根
局所止血材

図4 コラーゲン使用吸収性局所止血材の使用法

止血材を適当な大きさに分割し,出血部位に当てて圧迫する。

・ヒトトロンビン含有ゼラチン使用吸収性止血材

特徴：ウシ真皮由来の架橋ゼラチン粒子と乾燥ヒトトロンビンを原材料とした止血材である。血液との接触による架橋ゼラチンの膨張がタンポナーデ効果を発揮して出血を減少させ，トロンビンがフィブリン形成を促進して止血効果を発揮する。

使用法：乾燥トロンビンを溶解液で溶解し，架橋ゼラチン粒子と混合して使用する。出血部位に創面を完全に覆うように十分量の止血材を直接適用し，2分間保持する。余剰分は凝血塊の形成を妨げないようにそっと洗い流す。

トラブル NEXUS view ////

　　脊柱管内からの出血対策には大変有用な止血材である。しかし，ゼラチン含有止血材を腸骨骨髄からの出血に対して骨髄腔に直接注入した症例で，肺血管と心臓血管に異物性の微小血栓を形成し，死に至った症例の報告[6]もあるため，止血材の骨髄腔への圧入は避けるべきである。

・デンプン由来吸収性局所止血材

特徴：植物原料由来であるため，血液製剤による感染症発症や，ウシ由来の原料による狂牛病の発症リスクが皆無であるという利点がある。乾燥したパウダー状であるこの止血材は，出血部位に散布されると血液の液体成分を吸収し，粒子が膨張して血小板を凝集させ，フィブリン形成を促進して止血効果をもたらす。しかし，比較的出血量の多い部位では止血材による液体成分の吸収が追いつかず，止血効果が弱いという欠点も有する。

使用法：パウダー状であるため，届きにくい部位にもアプリケータによって吹き付けることによって到達させることが可能である。余剰分はそっと洗い流す。体内に残された成分は48時間以内に吸収される。

・トロンビン製剤

特徴：ウシ血液由来の物とヒト血液由来のものがある。ソフトボトルに液体の状態で保存されているものが使いやすい。

使用法：出血部位に噴霧もしくは灌注して止血を図る。タンポンガーゼに浸透させて出血部位に当て，圧迫することによってフィブリン形成を促進して止血を図る方法も有効である。

・血液製剤由来液状フィブリン糊止血材（生理的組織接着剤）

特徴：本来は組織接着剤であり，止血効果は限定的なものになるが，硬膜外出血に対する使用の有用性も報告されている[7]。

使用法：フィブリノゲン末をアプロチニン液で溶解してA液とし，トロンビン末を塩化カルシウム液で溶解してB液とする。出血部位にA液とB液を重層または混合して適用する。

コツ&注意 NEXUS view ////

　　止血が不完全になると固まった成分が硬膜外腔に蓋をする形になり，閉創後に硬膜外腔に形成された凝血塊が神経組織を圧迫して術後麻痺を生じる原因となることがある。フィブリン糊止血剤の使用に際しては，フィブリン糊と神経組織の間に凝血塊が形成されないよう，フィブリン糊で硬膜外腔に完全な蓋をせず，一部開放しておくことが望ましい。

文献
1）Groen R, Grobbelaar M, Muller C, et al. Morphology of the human internal vertebral venous plexus：a cadaver study after latex injection in the 21-25-week fetus. Clin Anat 2005；18：397-403.
2）Schadler P, Shue J, Moawad M, et al. Serotonergic Antidepressants Are Associated with Increased Blood Loss and Risk for Transfusion in Single-Level Lumbar Fusion Surgery. Asian Spine J 2017；11：601-9.
3）Colomina M, Koo M, Basora M, et al. Intraoperative tranexamic acid use in major spine surgery in adults：a multicentre, randomized, placebo-controlled trial. Br J Anaesth 2017；118：380-90.
4）Elgafy H, Bransford R, McGuire R, et al. Blood loss in major spine surgery：are there effective measures to decrease massive hemorrhage in major spine fusion surgery？ Spine（Phila Pa 1976）2010；35（9 Suppl）：S47-56.
5）土屋邦喜, 山岡和弘, 宮城光晴, ほか. 脊椎手術における局所止血剤の検討−微繊維性コラーゲンの新しい使用法. 整外と災外 2007；56：664-8.
6）Skovrlj B, Motivala S, Panov F, et al, Fatal intraoperative cardiac arrest after application of surgifoam into a bleeding iliac screw defect. Spine（Phila Pa 1976）2014；39：E1239-42.
7）川原範夫, 富田勝郎, 水野勝則, ほか. 硬膜外静脈叢の出血対策−腫瘍脊椎骨全摘術におけるフィブリン糊硬膜外腔注入法. 日脊椎脊髄病会誌 2008；19：730-2.

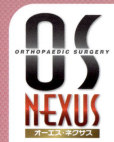

Ⅰ. 合併症回避の技

X線透視下における高位別PPS挿入法と関連する合併症の回避

国際医療福祉大学三田病院整形外科・脊椎脊髄センター　**磯貝　宜広**
国際医療福祉大学医学部整形外科学　**石井　賢**

Introduction

術前情報

　近年，手術患者の高齢化や術後早期回復の社会的なニーズがあり，最小侵襲脊椎安定術（minimally invasive spine stabilization；MISt）に分類される多くの手術手技が普及している[1]。MISt手技のなかでも特に重要な位置を占めるのが経皮的椎弓根スクリュー（percutaneous pedicle screw；PPS）を用いた各種手術手技である。PPSはその低侵襲性と簡便性を特徴としており，腰椎変性疾患のみならず，①外傷，②転移性脊椎腫瘍，③感染症，④変形矯正にも応用され，高齢者やcompromised host（易感染性宿主）に対する手術適応の増加もあり，わが国においては脊椎外科医にとって標準的手技となっている。

　しかし，PPSの挿入手技は小皮切にてX線透視下やナビゲーション下に行われるため，①直視下で確認ができないこと，②PPSの挿入点が従来の椎弓根スクリュー（pedicle screw；PS）と異なること，③ガイドワイヤーやJamshidi[TM]骨髄生検針（日本ベクトン・ディッキンソン社），PAKニードル（メドトロニックソファモアダネック社）など従来式とは異なる器具を使用することなどから，ピットフォールや合併症も特有のものが存在する。特にガイドワイヤーに関する合併症は重篤な結果を招くものもあることから，その内容と起こりうるタイミングについては熟知しておかなければならず，適切なタイミングでのX線透視などによる確認は不可欠である。

　具体的にはガイドワイヤーの椎体前壁穿破 **図1** による腹部臓器・大血管損傷，分節動脈損傷 **図2** ，ガイドワイヤーの折損などが挙げられる。また，経皮的手技のため従来法と違い解剖学的目安を直視で確認することができないため，手順を怠るとスクリューの誤挿入を招くことにもなる。

　これらの手技すべてに共通する放射線被ばくの問題は，医療従事者自身を守るためにも非常に重要な意味をもつ。

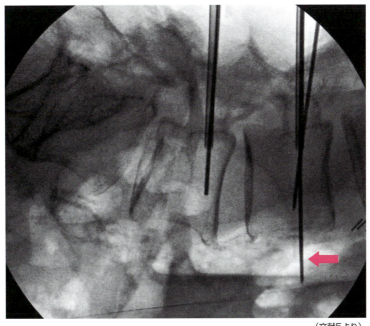

（文献5より）

図1 ガイドワイヤーの椎体前壁穿破
（キャダバーによる検証）

a

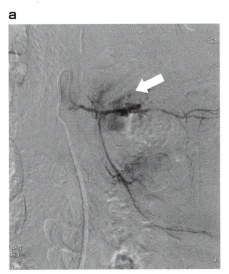

b

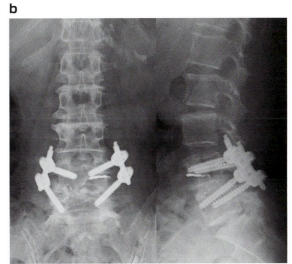

（文献7より）

図2 ガイドワイヤーの椎体前壁穿破による
分節動脈損傷の一例

術翌日にふらつき，貧血があり腹部造影CTを施行して分節動脈
損傷（矢印）が判明した。
a：血管造影
b：塞栓術後単純X線像

合併症回避の極意
❶ PPSに関する解剖を熟知し，特に挿入点・挿入方向・スクリュー長について術前に十分な検討を行う。
❷ ガイドワイヤー操作時は常にニードル・スクリューの軸方向を意識し，ワイヤーに折れ曲がる応力が加わらないように留意する。
❸ 術中トラブルの起こりうるタイミングを熟知することで，適切で最小限の放射線被ばく量に抑えることが可能である。

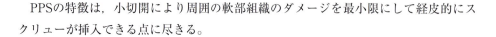

　PPSの特徴は，小切開により周囲の軟部組織のダメージを最小限にして経皮的にスクリューが挿入できる点に尽きる。

X線透視下における標準的PPS挿入法

1 腰椎PPS

挿入法

　腰椎高位では，従来式のPSとは挿入点が異なり，椎間関節外側部の横突起基部になる **図3a**。従って，従来式PSと比較して矢状面に対してより斜位の設置となる。

皮切

　X線透視正面像にて椎弓根が左右対称に，かつ当該椎体の頭側終板をX線透視方向と平行に合わせる **図3b**。これを基に約2cmの皮切線をマーキングするが，下位腰椎や肥満症例ではより外側の皮切になるので注意が必要である。

　皮切の方向は腰椎部であれば皮線に沿った横皮切のほうが美容的には望ましい。

Jamshidi™骨髄生検針の刺入法

　小切開にてX線透視下にJamshidi™骨髄生検針（ニードル）を刺入する。

> **コツ&注意 NEXUS view**
> 椎弓根外側から刺入されたニードルは，決して椎弓根内縁を貫いてはならない。

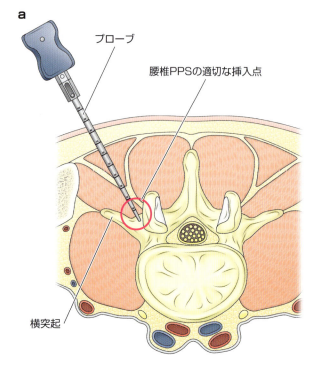

a

プローブ

腰椎PPSの適切な挿入点

横突起

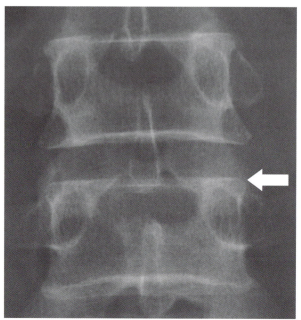

b

（文献1より）

図3 腰椎PPSの挿入点

a：腰椎PPSの適切な挿入点。
b：X線透視正面像。椎弓根が左右対称に，かつ当該椎体の頭側終板はX線透視方向と平行，すなわち1重（矢印）に描出されていなくてはならない。

次にX線透視側面像にてニードル先端が椎体に達していることを確認する。この時点で椎体後縁までニードル先端が届いていない場合は，それ以上ニードルを進めると椎弓根の内側を穿破することになるので，X線透視正面像にてニードル刺入部と刺入角度を再度確認する必要がある。

椎体内に到達していれば，さらに椎体前後長の椎体後縁から1/3か1/2に達するまで打ち込み，そこでニードル内筒を抜去してガイドワイヤーを骨内に設置する。

ダイレーション，タッピング

続いてニードル外筒を抜去して，ガイドワイヤーを介してダイレーションとタッピングを行う。タッピングは椎弓根部のみで通常は十分である。スクリューの設置においてはスクリューが椎弓根を越えて椎体内に達した段階でガイドワイヤーを抜去する。奥までスクリューを挿入してからではガイドワイヤーの抜去が困難になることがあるためである。

> **コツ&注意　NEXUS view**
>
> 　タッピング以降はガイドワイヤーの長軸方向を意識し，ワイヤーを曲げないように手技を行うことが，トラブル回避のために非常に重要である。

2　仙椎PPS

挿入法

第1仙椎（S1）のPPS挿入点は椎間関節の外側・尾側で従来法とほぼ同じで，狙いはpromontorium（岬角）である。PPSではpromontoriumを穿孔することが難しいため，十分な長さのスクリューを挿入して利きが確認できればよい。

> **コツ&注意　NEXUS view**
>
> 　Promontoriumより尾側でのスクリューによる前壁穿破は緩みの原因になるため，むしろpromontoriumからS1終板を狙って挿入するくらいがうまくいく。
>
> 　ときに腸骨の上後腸骨棘が妨げになる症例があり，PPSのトラジェクトリーが脊柱管内へ向き，椎弓根内側を穿破するリスクが高くなる。この場合は，背側の外側骨皮質をノミで落とすことで，海綿骨と内側骨皮質を介した適切なトラジェクトリーの確保が可能となる。

3 胸椎PPS

挿入点と挿入法

腰椎PPSと同様，従来式の挿入法とは大きく異なる。

胸椎は解剖学的に横突起が大きく背側に翼のように張り出しているため，横突起上からの挿入ではスクリューヘッドが横突起に乗る形となり，high profileとなる。また横突起はその傾斜により，挿入時に多くはニードルが正中方向に滑り落ちてしまう。従って挿入点は横突起基部の頭側で腹側に落ち込み，肋骨頚に当たる部位が最適である（groove entry technique）[2] 図4a。

腰椎PPSと同様，X線透視正面像にて頭側終板を貫くように設置した場合，その挿入点はおおよそ椎弓根の2時か10時に位置する 図4b。そこから椎弓根内部へニードルを慎重に進めていき，結果的に頭側から尾側・内側へ傾けて挿入する。

これより先のステップは腰椎と同様である。同部位に適切に設置できればスクリューヘッドはlow profileとなる。

> **コツ&注意　NEXUS view**
>
> 腰椎PPSと同様に，正面像では椎弓根内縁を正中寄りに越えてはならない。

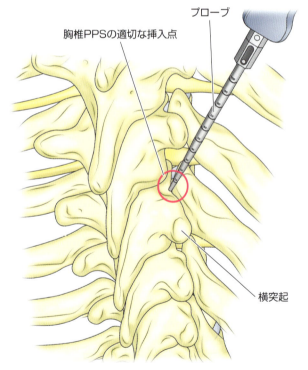

a

胸椎PPSの適切な挿入点

プローブ

横突起

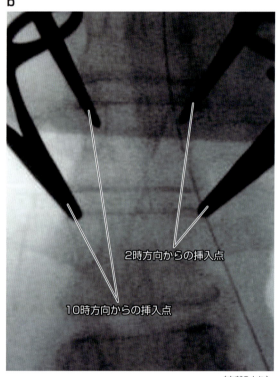

b

2時方向からの挿入点

10時方向からの挿入点

（文献8より）

図4　胸椎PPSの挿入点

a：胸椎PPSの適切な挿入点。横突起基部の頭側で腹側に落ち込み肋骨頚に当たる部位が目安になる。
b：X線透視正面像での挿入位置。

合併症の回避

1 ガイドワイヤーによる合併症

　PPS固定においてガイドワイヤーの使用は不可欠であるが，それと同時に最も重篤な合併症を招く危険性があることを認識しなければならない。前述の適切な透視法を用いて評価することは当然であるが，合併症の生じるステップを熟知することで，必要最低限の透視照射を効率よく行うことができる。

椎体前壁穿破

　ガイドワイヤーによる前壁穿破は，最も重篤な結果を招く可能性がある合併症である。

　椎体高位によってさまざまな重要臓器の損傷の可能性があり，胸椎レベルでは肺，食道，大動脈，奇静脈，胸管などの損傷がある。腰椎レベルでは5mm以内の前壁穿破でも交感神経叢損傷，25mmでは大血管損傷に伴う出血，後腹膜腔血腫，動脈瘤形成，25mm以上では腸管損傷の可能性などが指摘されている[3]。

手技上の原因

　タッピングやPPS挿入の際にガイドワイヤーの軸方向からずれて力が加わることでガイドワイヤーが曲がり，刺入に伴ってガイドワイヤーが前方に進みやすくなる。

> **コツ&注意　NEXUS view**
>
> 　透視以外の術中所見では判明しないことが多く，そのため術後の急激なバイタルサインの変動や貧血の進行の際には血管損傷を疑い，血圧の維持と可及的早期に腹部造影CT検査を施行する必要がある。

合併症の回避

　①歪んだガイドワイヤーを再使用しないこと，②ガイドワイヤーが椎体の1/2より前方に進まないようにすること，③助手によるガイドワイヤー把持を徹底することなどである。

　症例としては，高度の骨粗鬆症，びまん性特発性骨増殖症（diffuse idiopathic skeletal hyperostosis；DISH）などでは椎体内の海綿骨が粗であり，椎体穿破のリスクが高まるため留意が必要である。

　ガイドワイヤーそのものの工夫として，先端に特殊なより線加工を施したS-wire（田中医科器械製作所）があり，椎体を穿破しにくいきわめて有用な医療材料である[4]。

ガイドワイヤー引き抜け

手技上の原因

　ガイドワイヤーの前方移動とは逆に，タッピングやニードルの引き抜き時に軸方向からずれて力が加わることで，ガイドワイヤーが椎弓根から引き抜けてしまうことがある。

合併症の回避

　ガイドワイヤーの再設置に際して，闇雲に再刺入を試みることは周辺臓器の損傷の可能性があるため避けるべきである。

　再設置が困難な場合は，透視位置を正面に戻し，ニードルから順番に再設置を試みるべきである。

ガイドワイヤー折損

手技上の原因

　タッピングやPPS挿入時にガイドワイヤーと挿入軸がずれてしまうと，弯曲した部位に過剰な負荷がかかり，ガイドワイヤーが折損してしまうことがある　図5 。この場合，折損部は必然的に椎体もしくは椎弓根内部に残ってしまうため，摘出は非常に困難である　図6 。

合併症の対処法

　ガイドワイヤーの多くはステンレス（SUS316L）であり，骨内に残存しチタン合金製インプラントと接しても身体に害を及ぼすことはないと報告されている。従って，摘出困難例では無理に摘出をする必要はない。

　しかし，折損ワイヤーが椎体前壁を穿破あるいは後腹膜にある場合は，その大きさにもよるが，体内移動する可能性があるため，その対処法を十分に吟味する必要がある。

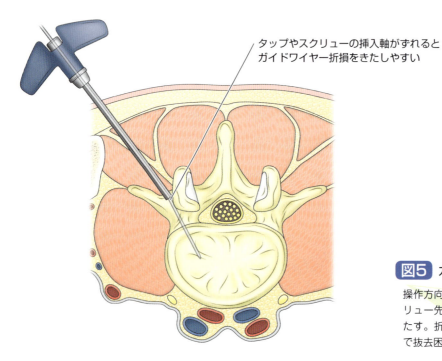

タップやスクリューの挿入軸がずれるとガイドワイヤー折損をきたしやすい

図5 ガイドワイヤーの折損

操作方向を誤った場合，タップやスクリュー先端でガイドワイヤー折損をきたす。折損しなくても折れ曲がることで抜去困難に陥ることがある。

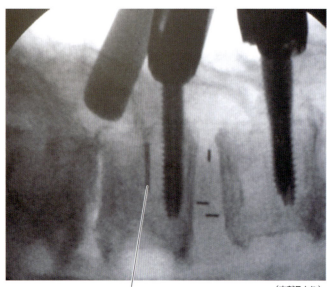

折損のため椎弓根内部に残ってしまったガイドワイヤー　　　（文献5より）

図6 タッピングによるガイドワイヤー折損

Mini openに移行して摘出した。

32

2 PPSによる合併症－PPSの誤挿入

解剖学的特徴

　腰椎PPSの挿入部は横突起基部であるため，従来法に比べて脊柱管内への逸脱リスクは低く，むしろ脊柱管外への逸脱が多いと報告されている[3]。

　上位腰椎では横突起基部と椎弓根のずれが大きくなるため，脊柱管外逸脱のリスクはさらに高まる。

　皮下脂肪が多い症例では，Hall frame上で体幹保持が不安定で，挿入側を押しこんで椎体が回旋し，結果的にスクリュー先端部が外側に逸脱することもある 図7。

挿入部誤認

　従来法と同じく挿入部を誤認した場合にPPSは逸脱しやすい。

　PPSでは横突起を指標にするため，骨粗鬆症例では操作中に横突起骨折を起こして挿入部の同定が難しくなることがある。

合併症の回避

　横突起骨折を起こした場合は，海綿骨にニードル先端を当てた状態でX線透視側面像にて挿入深度を確認したうえで，X線透視正面像に切り替えて挿入する必要がある。外傷症例で当初から横突起骨折を合併している場合も対処法は同様である。

　S1においては，腰椎と異なり目安になる横突起が存在しないため，X線透視正面像にて内・外側の挿入位置を視覚的にとらえにくい。内側から進入すれば椎間関節内からの挿入により内側穿破の危険性が生じるため，皮切部からfinger navigationにて椎間関節周囲を十分に触知しておくことが，トラブル回避のポイントである。

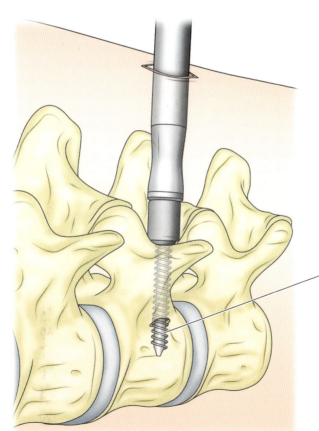

PPS挿入時に椎体を押し込むと椎体が回旋し，スクリュー先端部が外側に逸脱する

図7 PPSの脊柱管外逸脱

3 ロッドによる合併症

コンパートメント症候群

原因

　PPSにおいてはロッドを経皮的に通す必要がある。この際，筋膜切開が不十分で，筋膜上より無理にロッドを落とし込むと，傍脊柱筋でコンパートメント症候群が発生する[5]。コンパートメント症候群では術直後からの同部の激烈な痛みとともに傍脊柱起立筋が壊死に陥るため，避けるべき合併症である。

合併症の回避

　ロッド設置時，挿入側で確実にロッドを筋膜の下に通すことが重要である。特に皮膚から筋膜までの距離が長くなる肥満症例では注意が必要である。

4 放射線による合併症

被ばく

合併症の回避

　X線透視下でのPPS手技では医療従事者の放射線被ばくが問題となる。プロテクターと放射線防護用眼鏡の使用は必須であるが，著者らは連続照射を避けてone shot imagingを行うことで被ばく線量を有意に低減している[6]。

　高度肥満症例では透視にて高い照射量が必要であるため，可能な限り照射野から離れるなど留意することも必要である。

> **コツ&注意　NEXUS view** /////
>
> 　手部の被ばく量は他の測定部位に比べて有意に高いため，one shot imagingの際にニードルは直接手で持たずに，鉗子で把持することで直接被ばくを回避することが重要である。

文献
1）石井　賢. MISt手術の現状と工夫−経皮的椎弓根スクリュー刺入法の立場から−. 整外最小侵襲術誌 2013；68：3-9.
2）Ishii K, Shiono Y, Funao H, et al. A Novel Groove-Entry Technique for Inserting Thoracic Percutaneous Pedicle Screws. Clin Spine Surg 2017；30：57-64.
3）Raley DA, Mobbs RJ. Retrospective computed tomography scan analysis of percutaneously inserted pedicle screws for posterior transpedicular stabilization of the thoracic and lumbar spine： accuracy and complication rates. Spine（Phila Pa 1976）2012；37：1092-100.
4）Ishii K, Kaneko Y, Funao H, et al. A Novel Percutaneous Guide Wire（S-Wire） for Percutaneous Pedicle Screw Insertion：Its Development, Efficacy, and Safety. Surg Innov 2015；22：469-73.
5）磯貝宜広, 松本守雄, 石井　賢. 経皮的椎弓根スクリュー（PPS）を用いたMISt手技, MIS-TLIFの合併症と対策, Revision. 整外最小侵襲術誌 2016；79：21-9.
6）Funao H, Ishii K, Momoshima S, et al. Surgeons' exposure to radiation in single- and multi-level minimally invasive transforaminal lumbar interbody fusion；a prospective study. PLoS One 2014；9：e95233.
7）塩野雄太, 石井　賢. ガイドワイヤーの椎体前壁穿破. MISt手技における経皮的椎弓根スクリュー法−基礎と臨床応用. 日本MISt研究会監, 星野雅洋, ほか編. 東京：三輪書店；2015. p216-8.
8）塩野雄太, 日方智宏, 船尾陽生, ほか. MISt手技における新たな胸椎経皮的椎弓根スクリュー刺入法（Groove Entry Technique）−その精度と安全性についての検証−. J Spine Res 2015；6：1295-9.

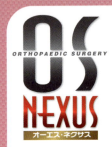

Ⅰ. 合併症回避の技

MIStにおける椎体間ケージ設置法（PLIF, TLIF, LLIF）と合併症の回避

名古屋第二赤十字病院整形外科・脊椎脊髄外科　鈴木　喜貴

Introduction

術前情報

　最小侵襲脊椎安定術（minimally invasive spine stabilization；MISt）は，経皮的椎弓根スクリュー（percutaneous pedicle screw；PPS）を用いた脊椎固定術である。当初は後方進入腰椎椎体間固定術（posterior lumber interbody fusion；PLIF），経椎間孔的腰椎椎体間固定術（transforaminal lumber interbody fusion；TLIF）から用いられ，近年，側方進入腰椎椎体間固定術（lateral lumber interbody fusion；LLIF），脊柱変形まで応用されるようになった。しかしながら椎体間ケージを最小侵襲手技で設置するには，解剖，危険性，手術手技の特徴を十分に理解して臨む必要がある。

●MISt-PLIF/TLIF

　MISt-PLIF/TLIFでは片側から椎弓間にレトラクターを設置して手術を行うが，片側からの小切開では当然working spaceは狭く，各種鉗子類の使用が制限される。特に皮下脂肪や傍脊柱筋組織が発達した症例では，脊柱管への距離が長くなり視野は悪くなる。硬膜外静脈叢からの出血が加わると視野はさらに悪くなり，危険性が高まる。また，ケージの設置において適切な位置にコントロールできない場合や椎体終板損傷をきたす危険性がある。十分な視野が獲得できない場合には展開を広げるなどの対応を躊躇してはならない。

　片側進入で確保できる移植骨は除圧操作により得られる局所骨のみであり，椎体間に充填するには不足する場合が少なくない。特に術前の椎間板腔が大きい症例では十分な移植骨が必要であり，同種骨移植の併用や腸骨移植の併用が行えない場合には，棘突起基部や対側の椎弓切除を追加するなどして十分な移植骨の確保が必要である。

●LLIF

　LLIFは側腹部を小切開して経後腹膜アプローチにて椎間板に達し，椎体間ケージを設置する方法である。XLIF®（eXtreme Lateral Interbody Fusion, NuVasive社），OLIF（oblique lateral interbody fusion, Medtronic社）が用いられ，アプローチはXLIF®が完全側方から進入して大腰筋の筋内から椎間板に到達するのに対し，OLIFはやや前方寄りから進入して大腰筋の前縁から椎間板に到達する。後腹膜経由のため，腸管，尿管，腎臓，大血管，腰神経叢といった重要臓器との解剖学的位置関係の理解は不可欠である。

　骨性終板損傷と腰神経叢障害を予防するためには，安全な終板操作と適切なケージのサイズ・設置位置が重要である。

❶危険回避のためには視野とworking spaceの確保と神経を常に保護することが重要である。
❷ケージの設置には終板損傷を防ぐこと，適切なサイズと挿入方向が重要である。
❸PLIF/TLIFでは神経損傷回避のため，必要に応じて椎弓や椎間関節の切除を追加する。

手術手技

椎間板操作以降の手技について述べる。椎弓根スクリューの挿入，チューブレトラクターの設置法，展開，神経除圧操作などについては他の成書を参照されたい[1]。

PLIF/TLIF

1 椎間板操作

PLIFではtraversing rootを，TLIFでは加えてexiting rootも確認する 図1。

硬膜を内側に避け椎間板上の血管をバイポーラで熱焼灼後，メスで椎間板を開窓しイメージ下にshaperを挿入する。この際，shaperの先端が側面像で椎間板の前縁よりやや後方に 図2，正面像で中央に位置するようにするが，椎間板が楔状化している場合は狭小化した側寄りに設置する。

狭小化した椎間板腔をshaperで徐々に開大していく。抵抗が強くなりさらなる開大が困難になったサイズで開大は終了し，一時的に対側をロッドで固定する 図2。無理に開大すると終板損傷をきたすため，少しずつ開大しながら組織を剥離するようにして開大する。

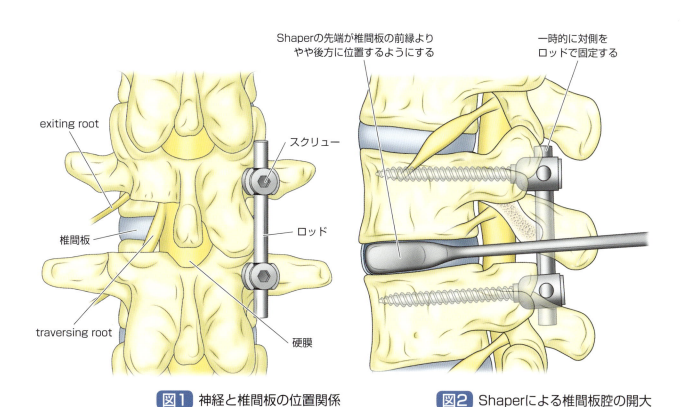

図1 神経と椎間板の位置関係　　図2 Shaperによる椎間板腔の開大

側方すべりがある場合，すべりを戻す方向にshaperを回す。前後方向にすべりがある場合には，ロッドを装着する際にcantilever techniqueにて矯正を行う。

　椎間板と軟骨終板をコブラスパ，骨膜剥離子，鋭匙などで剥離・掻爬する 図3 。

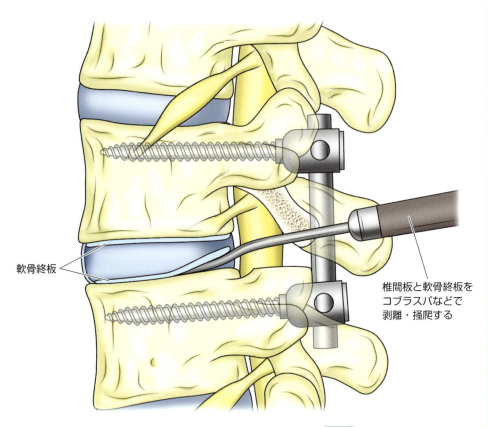

軟骨終板

椎間板と軟骨終板をコブラスパなどで剥離・掻爬する

図3 軟骨終板の剥離法

2 ケージの選択

　PLIF/TLIFに用いられるケージはボックス型，ブーメラン型がある。

ボックス型

　片側から2個のボックス型ケージを適切な位置に設置するのは初心者には難しい。対側に向けて斜め方向にボックス型ケージを1個挿入する方法もあるが，終板の強度が弱い部分に設置され，また左右方向の安定性が弱い。

ブーメラン型

　ブーメラン型の前方設置は力学的にも局所前弯の獲得にも優れている。理由は力学的強度の高い前方輪状骨端部に接触する部分が広いこと，前方に設置できるため後方を短縮できることが挙げられる。

　ケージのサイズは開大可能であったサイズの1mm小さいサイズを選択することが多いが，トライアルの安定性などで決定する。

3 ケージの設置

後方椎間板腔の拡大

　MISt-PLIF/TLIFでは対側の椎間関節が温存されているため後方短縮が限られる。従って，局所前弯の獲得には前方になるべく高さのあるケージを設置することが必要となる。どの程度局所前弯獲得するかは症例により異なり，術前計画が重要である。高さの大きなケージを選択するあまり，挿入時に終板損傷をきたしてはならない。

　ケージ挿入前にスクリュー間を開大してロッドを再度仮固定する。これにより椎間板腔の後方が拡大する 図4 。

> **コツ&注意** **NEXUS view** /////
>
> 後方椎間板腔拡大の操作は無理に行うとスクリューが緩むため，愛護的に数mm程度行う。スクリューの効きが悪い場合は両側にロッドを装着して開大を行うか，開大せずに挿入可能なケージにサイズダウンする。

骨移植

　硬膜を神経鉤で愛護的に内側に避け，前方に均一に広がるように骨移植を行う。前方に大量に骨移植をしてしまうとケージが前方に設置できない場合があるため，入れすぎないように注意する。

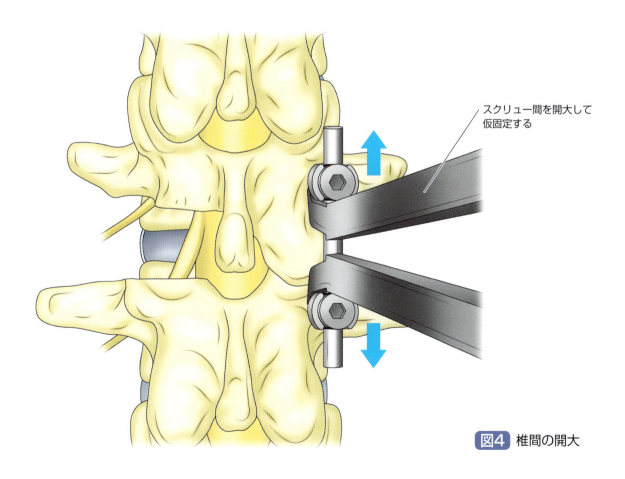

スクリュー間を開大して仮固定する

図4 椎間の開大

ケージの挿入方向

　ブーメラン型ケージは種類により回転させる機構が異なる。先端が目標地点に届いてから回転させる種類と，途中で回転させながら設置する種類などがある。ケージを把持するデバイスの機構もそれぞれである。いずれも最終的に椎間板腔の最も前方で正中に横置きで設置させることが基本である。

　ケージを挿入する方向は椎間板の開窓した位置，左右径，前後径により決定され，術中透視にて正側を確認しながら適切な位置に設置できるように工夫する必要がある。TLIFではPLIFよりも外側からの挿入になるため，より対側へ向けて挿入することとなる。これらのことを十分に理解する必要がある。

コツ&注意 NEXUS view ////

　印象としてはケージを直下方向に挿入して回転させるとケージは完全に回転できなかったり，術者側に寄って設置されることが多く，ケージを対側に向けすぎるとケージは中央よりも対側に設置されてしまう。著者はあらかじめケージの挿入方向をやや対側に向け，そのまま挿入した場合に先端が前方に達した位置がケージ先端の予定した位置になるように方向を決め，ほぼケージ先端が前縁に達してから回転させてケージが最も適切な位置に設置できるようにしている 図5。

　変性側弯など正面像にて椎間板腔に楔状化を伴い，椎体の傾斜を伴う場合には，狭小化した側寄りにケージを設置するようにしている。

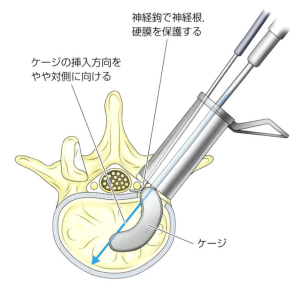

神経鉤で神経根，硬膜を保護する

ケージの挿入方向をやや対側に向ける

ケージ

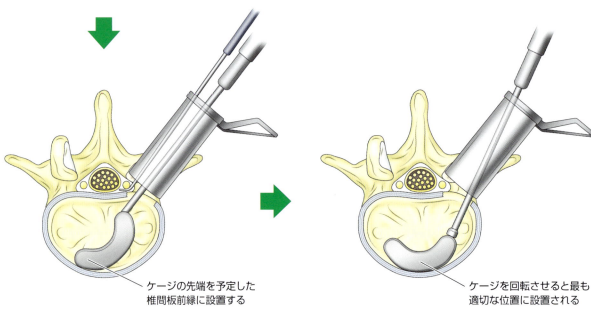

ケージの先端を予定した椎間板前縁に設置する

ケージを回転させると最も適切な位置に設置される

図5 ブーメラン型ケージの設置

4 神経損傷の回避

　上位腰椎（L1/2，L2/3）では，硬膜の内側牽引やケージ挿入に伴う神経への振動は危険である。椎間関節切除によるTLIFアプローチが必要である。

　下位腰椎では，椎間関節を温存できる場合が多いが，ケージ挿入部と硬膜が近い場合には神経麻痺を回避するため，必要であれば椎間関節切除を躊躇してはいけない。

> **コツ&注意　NEXUS view**
>
> 　ケージを挿入する際に硬膜を強く内側に避けなければならない場合は，直ちに挿入操作を中止し，椎間関節の切除を追加する。
> 　切除しなければならない椎間関節の範囲は，ケージの挿入方向を考慮してケージを把持するデバイスに干渉しない範囲である 図6 。

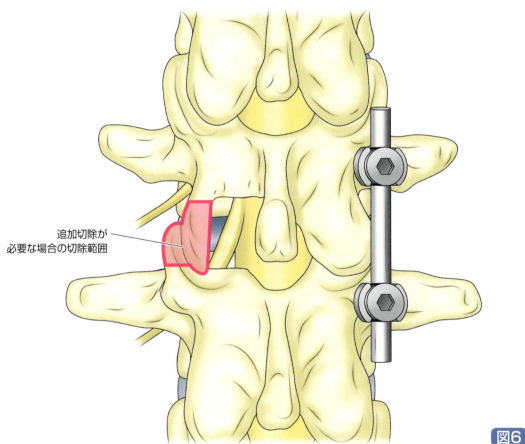

追加切除が
必要な場合の切除範囲

図6 　追加切除範囲

5 終板損傷の回避

挿入部でのケージの方向とケージの荷重面が椎体終板に平行に挿入されているか確認する。挿入中も把持しているハンドルの角度を透視にて確認する。椎間板腔の入り口が狭くケージが終板損傷をきたす可能性がある場合は，上位椎体の後壁の一部をパンチや骨ノミで少し削ることも有効な場合がある **図7**。この際，少しずつ削り，椎体骨折を合併しないように十分注意する。

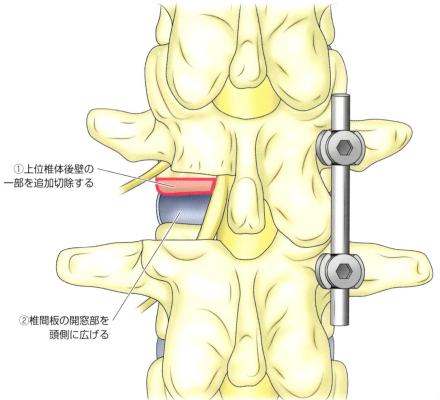

①上位椎体後壁の一部を追加切除する

②椎間板の開窓部を頭側に広げる

図7 椎間板開窓部の拡大

6 最終固定

ケージを挿入したらケージの後方にできるだけ左右対象に十分な骨移植を行う。骨移植後，脊柱管内を確認し，出血や移植骨の脊柱管内落下がないか確認する。術者側もロッドを装着してスクリュー間に圧迫力を加える。

7 骨移植

手術の目的は椎体間固定であり，骨移植は十分行う必要がある。偽関節の危険性がある場合には骨移植の追加をためらってはならない。

終板軟骨損傷がなく，十分な骨移植とスクリューの固定性に問題がなければ，椎間関節に骨移植を行わなくても骨癒合が得られる場合が多い。逆に，上記の要素1つにでも問題があれば椎間関節への骨移植を併用したほうが安全である。

LLIF

現在国内で使用されているLLIFケージはXLIF®とOLIFである。ケージの形態は若干異なり，アプローチもXLIF®は経腰筋アプローチであり，OLIFは腰筋前縁から椎間板にアプローチするが，どちらも後腹膜腔から進入し，椎間板腔前方寄りに設置してligamentotaxis（靱帯性整復）による強力な矯正と固定が得られる低侵襲な前方固定術である。

1 椎間板操作

骨性終板の剥離　骨性終板損傷の回避

透視装置は0°，90°に固定し，ベッドコントロールにて椎間板の正面・側面に合わせてから開始する。XLIF®は側方から，OLIFは斜め前方から椎間板にアプローチする。透視にてコブラスパを終板軟骨下に挿入し，骨性終板から剥がしていく。確実な透視像で確認しなければ骨性終板を損傷する危険性がある 図8。

コブラスパの方向が前方や後方に向かわないように，デバイスの方向を周りのスタッフに確認してもらいながら進める。透視による確認も重要である。対側の線維輪をコブラスパにて貫通させておくことが必要である。この操作を確実に行わないと，ケージを挿入しても対側の椎間板により押し戻されてくることがある。

> **コツ&注意 NEXUS view**
>
> 術者の手の感覚も重要である。コブラスパは骨性終板に入ると抵抗を強く感じる。一方，軟骨終板と骨性終板の間に入ると軽い抵抗で一枚の薄い板が一塊に剥がれるように軟骨終板が浮上するので，直視下にも確認しながら行える。

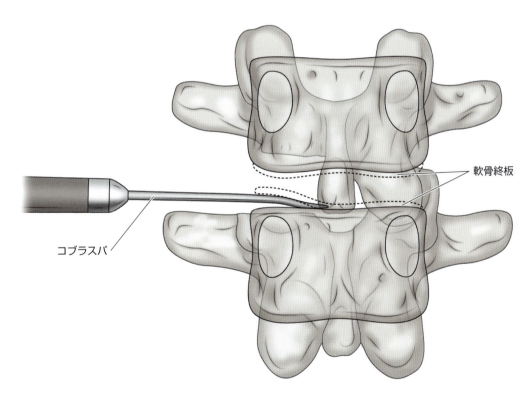

軟骨終板

コブラスパ

図8 軟骨終板の剥離法

軟骨終板は透視像に映らないので，コブラスパの先端が骨性終板に沿って進んでいるか確認する。

椎間板の切除　神経血管損傷の回避

　貫通した対側は方向が正しければ腰筋内になるが，万が一前方や後方に向かった場合，神経血管損傷の危険性があるため過剰に対側へ貫かないようにする。残った椎間板を切除後，終板軟骨を鋭匙類にて削り取る。TLIF，PLIF同様，対側から手前に掻き出すように行う。

> **コツ&注意　NEXUS view**
> 剥がれていない前方の組織をつかむように用いないことが重要である。OLIF手技では対側後方に向かいやすいので十分注意する。

椎間板腔の抵抗の確認　終板損傷，血管損傷の回避

　椎間板腔の狭小化や消失している場合は，コブラスパを椎間板腔に挿入して対側の線維輪を貫通した後，コブラスパを捻り椎間板腔を少し開大して抵抗を確認する。サイザーを挿入し開大していくが，抵抗が強い場合は終板損傷の危険性がある。

　L4/5間では腸骨稜により椎間板に真横からアプローチできない場合がある。クランク状に工夫されたデバイスにより安全に操作が行える場合は可能であるが，終板損傷をはじめ正しい位置にケージが設置できないなど術中合併症の危険性が高くなる。無理な場合には後方から椎体間固定への変更などを考慮する。

　L5/S間では血管損傷の危険性が高く，原則LLIFは行わない。

2 ケージのサイズ決定

ケージの左右径の決定

　再度，透視での正確な正面像・側面像が得られるように設定してからサイザーを挿入する。挿入している際にも適宜透視で方向を確認する。ケージを把持しているデバイスの方向を周りのスタッフにも確認してもらいながら打ち込む。

　左右径は両側の輪状骨端にかかるサイズに決定する。

> **コツ&注意　NEXUS view**
> ケージが長すぎると突出したケージの先端で神経障害をきたす危険性があるため，終板の左右径を越えない範囲とする。

ケージの高さの決定　神経障害，終板骨折の回避

　高さはサイザー設置の抵抗感，透視による矯正の程度などを確認してサイズを決定する。また局所前弯獲得のためには前方設置が有効であるが，終板の形態により中央にしか設置できない場合もある。

　後方での設置は行わない。後方1/3付近には腰神経叢が走行する場合が多く，神経障害の危険性が高くなる。椎間板腔が消失している場合，サイザー挿入にて椎間の動きが得られる場合は徐々にサイズアップ可能であるが，椎間の動きが得られず抵抗が大きい場合は終板骨折を合併する危険性が高いため，最小高のサイズを選択するか骨移植のみとする。骨質が悪い場合には無理に開大をしない。

3 ケージの設置

　前述のサイザー挿入時と同様に，正面・側面での進行方向を確認しながらケージの挿入を行う。方向がずれると対側の前方や後方にケージが向かう場合がある。挿入時にはスライダーを併用し，ケージを滑らせて挿入していく。

　設置後の位置を確認し，適切でなければいったん抜去して再度設置する 図9 。

a

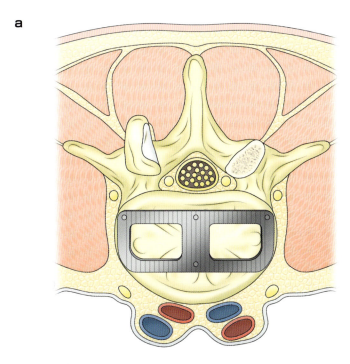

b

設置位置不良による
神経叢損傷

大きすぎるケージ

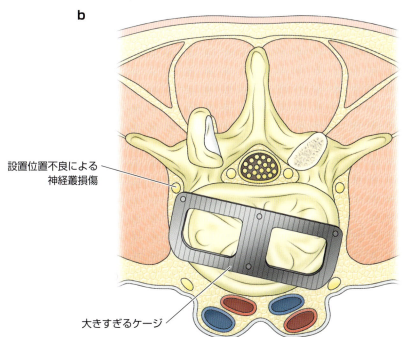

図9 LLIFケージの
　　設置位置と合併症

a：正しいサイズ・設置位置
b：サイズの不適合，斜方向の
挿入

文献
1）日本MISt研究会監，星野雅洋，佐藤公治，齋藤貴徳，ほか編. MISt手技における経皮的椎弓根スクリュー法－基礎と臨床応用. 東京：三輪書店；2015.

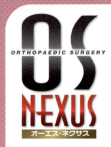

Ⅰ. 合併症回避の技

TF-PELDのアプローチに起因する神経損傷の回避

徳島大学大学院医歯薬学研究部運動機能外科学　**手束　文威**

Introduction

術前情報

●TF-PELDの利点と合併症

　経椎間孔アプローチ（transforaminal approach；TF）による経皮的腰椎椎間板ヘルニア摘出術（percutaneous endoscopic lumbar discectomy；PELD）図1 は最小侵襲のヘルニア手術であり，局所麻酔下で行うことができ，小皮切で背筋群へのダメージも少ない治療法である。

　ヘルニア患者の長期的な改善については治療ごとに大きな差はないといわれているが[1]，早期退院，早期職場復帰が可能な術式であるという点では，患者のメリットは非常に大きい。また，背筋群へのダメージが少ないということは，特にアスリートにとって重要と考えている。

　一方で，TF-PELDの手術合併症として，神経損傷，硬膜損傷・髄液漏，術後血腫などが報告されている。特に問題となるのは術中の神経損傷である。神経損傷には，exiting nerve rootの損傷とtraversing nerve root 図2 の損傷があり，具体的にL4/5レベルの手術であれば，それぞれL4神経根とL5神経根にあたる。

　Choiら[2]の報告によると，exiting nerve root損傷は1.0～8.9％と報告されており，決してまれな合併症ではないことがわかる。

　ここでは，TF-PELDのアプローチに起因する神経損傷を回避する方法として，two-incision法とforaminoplastic outside-in法を解説する。

●Kambin's safety triangle

　TF-PELDの術式は，Kambin's safety triangle 図3 から椎間板へ進入する方法である。この三角形は，神経根と上関節突起，椎体頭側終板の3つのラインで囲まれた領域であり，実際の手術では，腹臥位の状態で神経根に干渉しないように注意しながらこの三角形にアプローチしなければいけない。

●術前のチェックポイント

　チェックポイントとして，①単純X線像（側面像）での腸骨稜の高さ，②椎間孔の広さ，③MRIでヘルニアの位置・頭尾側へのmigrationの有無，④CTでの椎間関節の幅，腹部・後腹膜臓器の位置，⑤CTディスコグラフィ 図4 でのヘルニア脱出部分と，想定されるtrajectory，その角度，正中からの距離などがある。特に腹臥位での椎間板造影（ディスコグラフィ）は重要と考えている。

　もちろん造影検査の所見も重要であるが，実際のTF-PELDを想定したアプローチ位置を術前に調査しておくことで，手術時に正中から何cmの位置からアプローチすればよいのか，その際に神経根との干渉はないかなどをチェックすることができる。また，患者が腹臥位の手術に耐えうるのかの判断も可能である。

> **コツ&注意 NEXUS view**
>
> 椎間孔へのアプローチの方向により，同一症例でも三角形の大きさが異なることに注意が必要である 図3 。

摘出したヘルニア

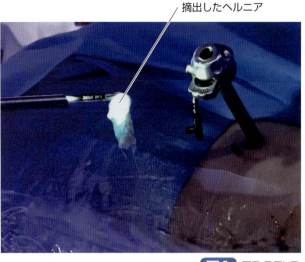

図1 TF-PELD

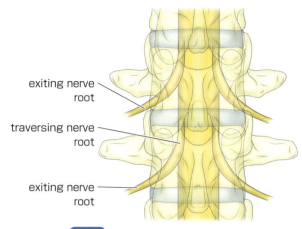

exiting nerve root

traversing nerve root

exiting nerve root

図2 Exiting nerve rootと
traversing nerve rootの位置関係

a

b

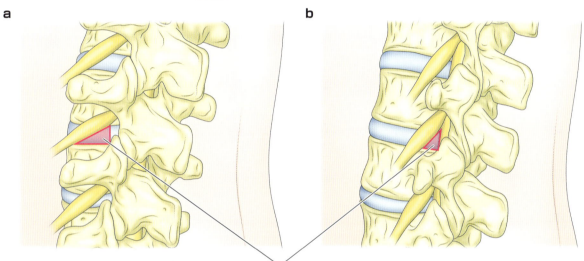

Kambin's safety triangle

図3 Kambin's safety triangleのみえ方の違い

a：矢状面からの角度が小さい場合（PELD刺入点が正中に近い場合）。
b：矢状面からの角度が大きい場合（PELD刺入点が正中から遠い場合）。

a

b

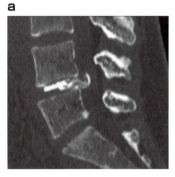

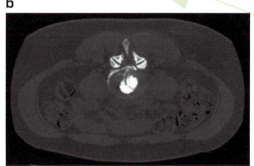

図4 CT椎間板造影
（ディスコグラフィ）像

a：矢状断
b：軸位断

Fast **C**heck

❶術前CTディスコグラフィ，MRI検査でヘルニアの位置を確認し，TF-PELDの進入経路の計画を立てる。

❷アプローチ時に患者が下肢痛を訴えた場合，exiting nerve root由来の症状かtraversing nerve root由来の症状かを見極め，次の回避操作を行う。

❸Traversing nerve root由来の下肢痛の場合は，刺入点を正中へ1cmずらす。Exiting nerve root由来の下肢痛の場合は，椎間板内へ無理に内視鏡を挿入しようとせず，椎間孔外にカニューラを設置し，foraminoplastyを行いoutsideからヘルニアを摘出する。

1 椎間板への理想的な刺入位置

　術中X線透視像で椎間板への理想的な刺入位置は，側面像で線維輪後方に針の先端がある状態で 図5a，正面像で椎弓根内縁にあるときである 図5b。正面像で椎弓根よりも針先が内側にあると，traversing nerve rootや硬膜を損傷する可能性がある。一方，針先が椎弓根の内縁よりも外側にあると，ヘルニアから遠い位置に設置されることになり，ヘルニアの摘出が難しくなる。

　著者らはCTディスコグラフィの画像を用い，尾側椎体の頭側終板に平行なラインで 図6a，椎間板中央を通る軸位断像を再構成し，この平面でできるだけ椎間関節内縁を通るtrajectoryを計画している 図6b。

トラブル NEXUS view

Exiting nerve root への干渉に注意！
　脊柱管内のヘルニアに近付くためには，できるだけ刺入角度を矢状面から倒して（ハンドダウンして）アプローチするほうが効率的であるが，最初の段階から倒すことにより穿刺針やダイレーター，カニューラの挿入時にexiting nerve rootに干渉しやすくなる。そのため患者は下肢痛を訴え，内視鏡を挿入する前の段階でつまずくことがある。

a　b

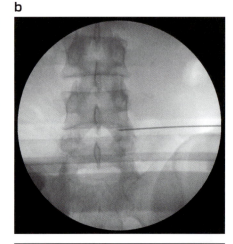

図5 術中X線透視像での椎間板への理想的な刺入位置

側面像（**a**）で線維輪後方に針の先端があり，かつ，正面像（**b**）で椎弓根内縁にあるのが理想的な刺入位置である。

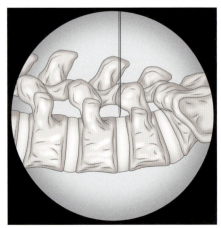
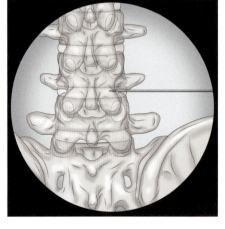

尾側椎体の頭側終板に平行なライン

a　b

正中から皮膚刺入点までの距離

TF-PELDのtrajectory

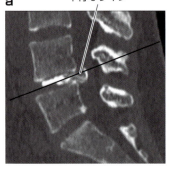
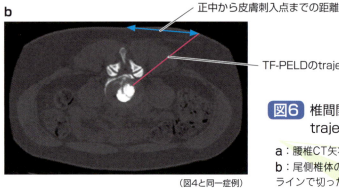

図6 椎間関節内縁を通るtrajectory

a：腰椎CT矢状断像
b：尾側椎体の頭側終板に平行なラインで切った平面像。

（図4と同一症例）

2 神経損傷の回避

アプローチ時に下肢痛が出現した場合，その下肢痛の場所によりexiting nerve rootの症状かtraversing nerve rootの症状か鑑別を要する。どちらの神経由来の症状かによって，神経損傷回避のための方法が異なる。

Two-incision法

初めのアプローチでtraversing nerve rootの領域に痛みを訴える場合，特にヘルニア直下にダイレーターを挿入する際に，ヘルニアが押し出されて神経が圧迫されてしまうことがある。その場合は，正中に1cm近い別の皮切を加えて **図7** ，再度ダイレーターの角度を立てて挿入することで神経損傷を回避できる。皮切を変更することを厭わないという姿勢が大切である。

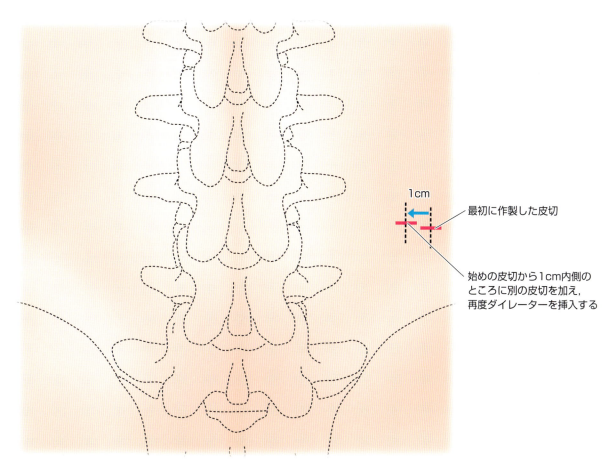

1cm

最初に作製した皮切

始めの皮切から1cm内側のところに別の皮切を加え，再度ダイレーターを挿入する

図7 Two-incision法

Traversing nerve root領域の痛みに対しては別の皮切を追加して回避する。

Foraminoplastic outside-in法

まず，カニューラを椎間板内へ初めから挿入し 図8a，ハンドダウンしながら徐々にカニューラを抜き，インジゴカルミンで染色された髄核 図8b を摘出してくる方法がinside-out法である。

一方で，はじめに椎間孔外側にカニューラの先端を設置し 図9a，図9b，罹患椎間尾側椎体の上関節突起外側・腹側を掘削して椎間孔を十分に拡大した状態でカニューラを内側へ設置する方法がforaminoplastyという手技である[3] 図9c。

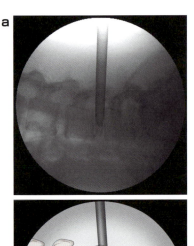

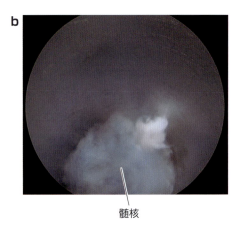

髄核

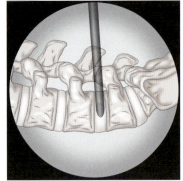

図8 Inside-out法

a：カニューラの先端が椎間板内にある。
b：椎間板内の鏡視像。インジゴカルミンで染色された髄核が確認できる。

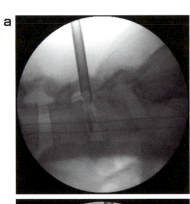

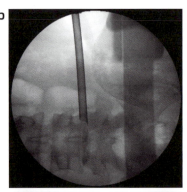

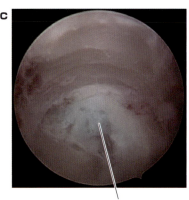

ヘルニア

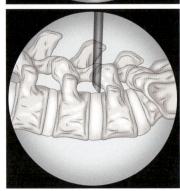

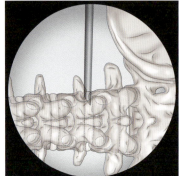

図9 Foraminoplasty

a：X線透視側面像で線維輪後方にカニューラの先端を設置する。
b：aを正面からみた場合，椎間孔外側にカニューラの先端が位置する。
c：Foraminoplasty後の鏡視像。奥に濃染したヘルニアを認める。

　あらかじめ上関節突起の外側，椎弓根基部に局所麻酔を行っていれば，掘削時に疼痛を訴えることはまず経験しない。Foraminoplastyを行うことで，Kambin's safety triangleが拡大し，exiting nerve rootとカニューラの間に余裕ができる **図10** 。また，このときに内視鏡を頭側に回転させると，exiting nerve rootを視認することもできる。

上関節突起を掘削することで，Kambin's safety triangleが拡大する

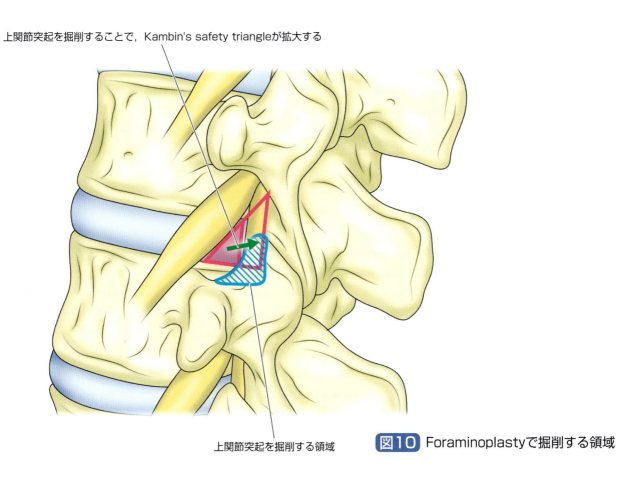

上関節突起を掘削する領域

図10 Foraminoplastyで掘削する領域

カニューラを内方化した後，ダックビルタイプのカニューラの先端を回転させながらtraversing nerve rootを保護した状態で，outsideから安全に神経根直下のヘルニアを摘出することができる。この方法がforaminoplastic outside-in法である **図11**。

　低侵襲手術の最大の盲点は，アプローチの途中にある解剖学的構造を術中に確認できない点である。そのため術者は目的とする解剖学的構造に熟知しておく必要があり，かつ個別の症例で起こりうるリスクを評価しておく必要がある。
　TF-PELDの手技においては，アプローチの特性から神経根と干渉する可能性があるが，ここで解説した操作により，神経損傷を回避することが可能になる。

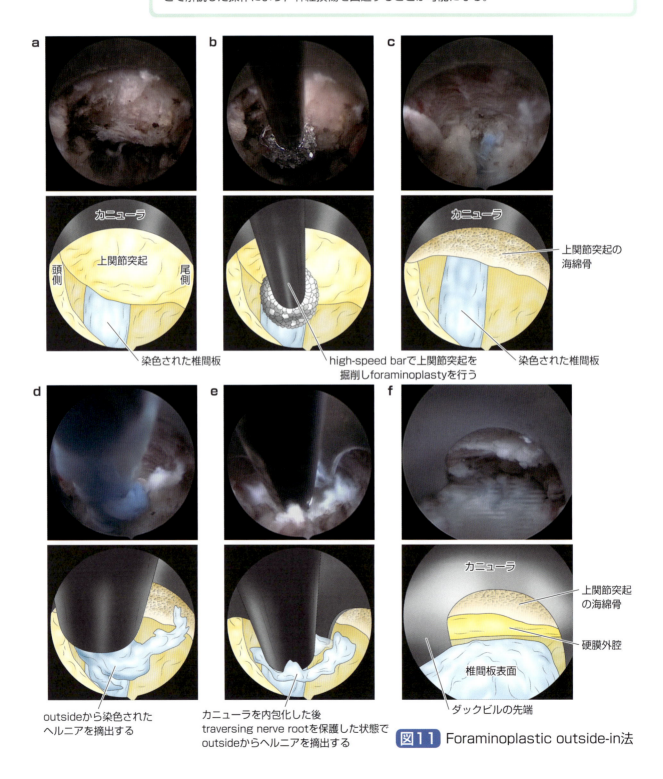

a
カニューラ
頭側　上関節突起　尾側
染色された椎間板

b
high-speed barで上関節突起を
掘削しforaminoplastyを行う

c
カニューラ
上関節突起の海綿骨
染色された椎間板

d
outsideから染色された
ヘルニアを摘出する

e
カニューラを内包化した後
traversing nerve rootを保護した状態で
outsideからヘルニアを摘出する

f
カニューラ
上関節突起の海綿骨
硬膜外腔
椎間板表面
ダックビルの先端

図11 Foraminoplastic outside-in法

文献
1）Ruan W, Feng F, Liu Z, et al. Comparison of percutaneous endoscopic lumbar discectomy versus open lumbar microdiscectomy for lumbar disc herniation : A meta-analysis. Int J Surg 2016 ; 31 : 86-92.
2）Choi I, Ahn JO, So WS, et al. Exiting root injury in transforaminal endoscopic discectomy : preoperative image considerations for safety. Eur Spine J 2013 ; 22 : 2481-7.
3）Henmi T, Terai T, Hibino N, et al. Percutaneous endoscopic lumbar discectomy utilizing ventral epiduroscopic observation technique and foraminoplasty for transligamentous extruded nucleus pulposus : technical note. J Neurosurg Spine 2015 ; 13 : 1-6.

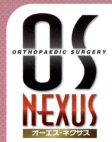

I. 合併症回避の技

MED & MELの合併症の回避

JCHO九州病院整形外科 **土屋 邦喜**

Introduction

　内視鏡下椎間板摘出術（microendoscopic discectomy；MED）は，16mm径の金属管（tubular retractor；TR）のなかですべての手術操作を行う方法で，Foley and Smith[1]により1997年に発表され，日本には1998年吉田らにより導入された。当初は画質も低く椎間板切除が辛うじて行える程度のものであったが，その後スコープやカメラシステムの進化による画質の向上や，ドリルなど専用手術器具の開発により脊柱管狭窄症に対する内視鏡下椎弓切除術（microendoscopic laminotomy；MEL）や頚椎疾患にも適応が広がってきた。

　肉眼や顕微鏡手術との大きな差異は25°の斜視鏡であることで，これが内視鏡のメリットにもデメリットにもなっている。特に導入初期では斜視鏡による左右非対称な視野に加え，画面は二次元であることから各構造物の立体的な位置関係が若干つかみ難いが，斜視鏡の特性を理解し生かすことができれば手術は格段にやりやすくなる。斜視鏡独自の画像の非対称性（distortion）に慣れることが重要である。

術前情報

●麻酔

　通常全身麻酔で行われる。

●体位

　MEDシステムは後方手術のための器具であり，手術は基本腹臥位で行われる。

　レベル確認のために通常透視を併用するため，手術レベルを確実に透視できる手術台のセッティングが必要である。

●心構え

　みえる範囲が従来法（肉眼や顕微鏡下手術）に比べ狭いことから，手技に慣れないうちはディスオリエンテーションに至りやすい。視野のとり方，器械の操作性ともに従来法と大きく異なる手術であり，導入に当たっては十分な準備が必要である。

　実際に手術を施行している施設での見学が勧められるが，導入に当たっては器械の操作にある程度慣れておく必要があり，セミナー受講は必須ともいえる。Dry bone，cadaver，麻酔下動物のいずれも異なった特徴があり，少なくとも2つ以上の参加が望ましい。

●術前準備

　内視鏡を適切に設置し，予定通りに骨切除・除圧を完了するためには椎弓や椎間関節の形態の十分な把握が必要である。X線像，MRI，必要な場合はCTを撮影し，術前に手術部位周辺の解剖学的形態や変性の程度を立体的に把握しておく。

Fast Check

合併症防止，トラブルシューティングの極意
① 術前の画像解析は重要である。
② 斜視鏡の特性，器具が届きにくい部分を理解する。
③ 手術のできるだけ早い段階で複数の解剖学的ランドマークをとらえる。

手術手技

1 オリエンテーションがつかない

　TRの設置には通常sequential dilatorを用いるが，椎間関節の高度な肥厚や棘突起の左右幅の肥厚が高度な症例が存在し，特に変性の高度な症例においては椎弓間や椎間関節がわかりにくいことがある。椎間関節の肥厚はX線前後像のみでは判断困難で，MRIやCTなどでTRの設置可能なスペースを術前に確認しておく。MEDではみえる範囲が従来の手術に比べ狭いことから，手技に慣れないうちはディスオリエンテーションに陥りやすい。

合併症の回避

　スコープ設置においてはできるだけ早い段階で視野内における複数の信頼できるランドマーク（通常は頭側椎棘突起基部）の同定が，不要な骨切除を防ぐうえでも重要である。

　骨切除中においても同様で，頭側椎弓下縁や下関節突起（inferior articular process：IAP）内縁，尾側椎の椎弓近位正中から上関節突起基部を一つずつ確認していく 図1。頭・尾側，内・外側へのTRの傾きは常に意識しておくことが重要である。

　操作頭側椎の棘突起下縁に付着する棘間靱帯や多裂筋の線維組織が残存しているとTRの頭側への移動が困難となり，TRを目的のポジションに持っていけないことがある 図2。これを防ぐためにはdilation中にフィンガーナビゲーションでTR設置部位周辺の線維組織の残存を確認し，必要に応じ切離しておくことである。

コツ&注意 NEXUS view

オリエンテーションを速やかにつけるためには，①複数のランドマークをとらえること，②変性の程度やレベルによる形態差の把握，③椎間関節の変性含め術前骨形態の十分な把握が重要である。

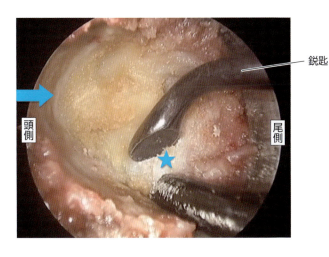

図1 骨切除時のランドマーク

矢印：頭側椎弓遠位側正中
★印：上関節突起基部内縁。鋭匙は上関節突起内縁に接触している。

鋭匙

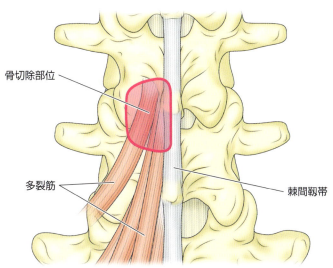

図2 TRの頭側移動を困難にする多裂筋の付着形態

特にMELでは骨切除部位上にある多裂筋の付着部や増生線維組織は十分切離しないとTRの移動性を確保することが困難になる。

骨切除部位 / 多裂筋 / 棘間靱帯

2 視野不良，軟部組織の進入

軟部組織の進入は視野を阻害するのみならず，特にハイスピードドリル操作時には軟部組織が多いとレンズが汚れやすい。ハイスピードドリル操作の前にできる限り軟部組織を郭清しておくことが重要である。

合併症の回避

吸引の適切な位置はドリルによる飛沫，バイポーラ使用時の脂肪滴などでレンズが汚れることを防ぐ。

みえるが視野が暗い場合は，光が入るスペースが十分展開されていない可能性がある。脊椎後面の軟部組織の処理や浅い部分の骨切除を追加し，光が入る経路を確保する。

TRが外側に設置されると限られた視野の大半を椎間関節が占め，必要なワーキングスペースが確保されず操作や神経への到達が不自由となるため注意が必要である **図3**。

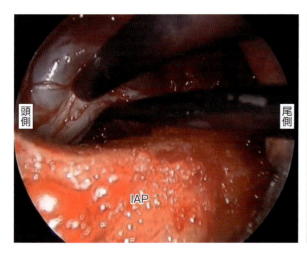 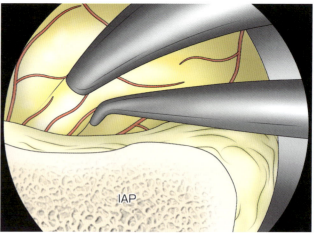

図3 TR外側設置による視野不良

椎間関節（下関節突起；IAP）が視野の多くを占めるとワーキングスペースが狭くなる。ここでは視野の半分をIAPが占めている。

TRの設置位置の変更

変性が高度な場合は，TRが後方に膨隆した椎間関節と干渉することによりTRが浅い設置となり，その結果隙間から軟部組織が入ってくることがある。TRをいったん椎間関節上に向け，後方に突出した増生骨を部分切除してから戻すことで，深めの設置とすることができる。

棘突起基部の部分切除はTRを正中寄りかつ深い設置にすることができ，軟部組織の進入を防止するのみならず，進入側関節突起の過剰切除を避けることができる有用な処置である（microendoscopic paramedian approach；MEPA）[2] 図4。

> **コツ&注意 NEXUS view** /////
>
> 初期には軟部組織が入ってくることを避けるため，ついレトラクターの位置を移動させることが億劫になるが，レトラクター先端を確実に椎弓に押し付けながら目的の位置に移動させることで軟部組織の進入はかなり防止でき，結果的に手術時間を短縮することになる。

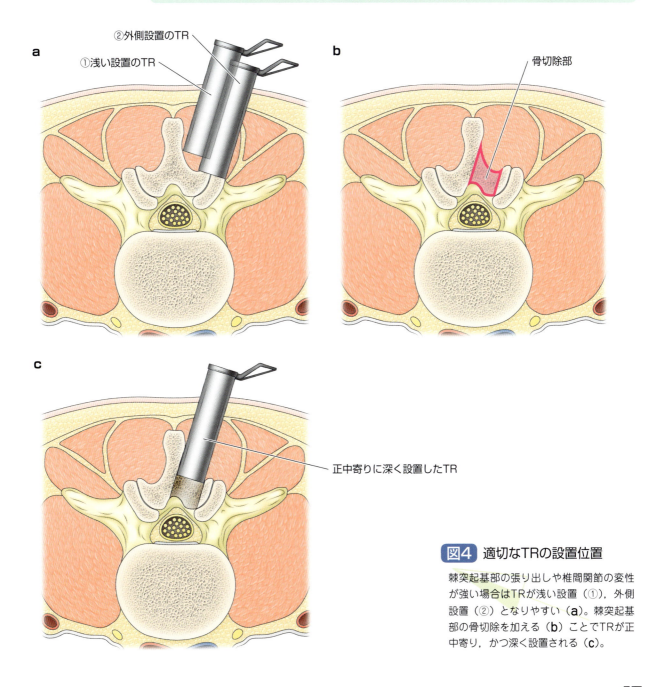

a
②外側設置のTR
①浅い設置のTR

b
骨切除部

c
正中寄りに深く設置したTR

図4 適切なTRの設置位置

棘突起基部の張り出しや椎間関節の変性が強い場合はTRが浅い設置（①），外側設置（②）となりやすい（a）。棘突起基部の骨切除を加える（b）ことでTRが正中寄り，かつ深く設置される（c）。

3 器具が届かない

　みえるが届かない部分が存在することは内視鏡の特性でもあり，これを理解して動きを障害している要素を考えながら操作を進めることが大切である。器具が届きにくい部位と理由を 図5 に示す。骨切除範囲は視野を得るための骨切除と，器具を届かせるための骨切除を分けて考えるとわかりやすい。

　TR内には通常2本の器械が使用されるが，正確な器械操作のためには先に述べた到達制限要素とともにTR内での器具の干渉パターンを把握することが重要である。

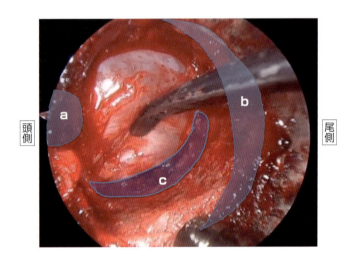

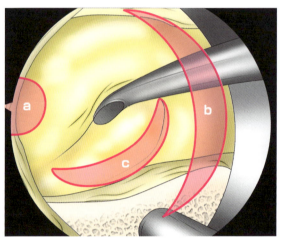

図5 器具が届きにくい部位とその理由

a：内視鏡スコープとの干渉
b：斜視鏡であることでみえるが届かない位置
c：椎間関節と器具が干渉して届かない位置

合併症の回避

器具の使い分け

　曲がりの手術器具は到達に関しては優れているものの，TR内での干渉はストレートの器具のほうが少なく，操作自体が容易である。従ってケリソン鉗子などは視野中央に近い部分ではストレートを用い，視野辺縁で届かなくなってきたら曲がりの器具に変えることが合理的である。

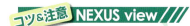

コツ&注意 NEXUS view ////

　干渉を避けるためには，TR内での器具の位置関係を把握すること，曲がり器具においては器具の回転動作をうまく利用することが重要である。
　特に頚椎ではドリルを含め不用意な器具の動きは麻痺（脊髄損傷）にもつながるため，スムースに器具を操作できることが前提となる。

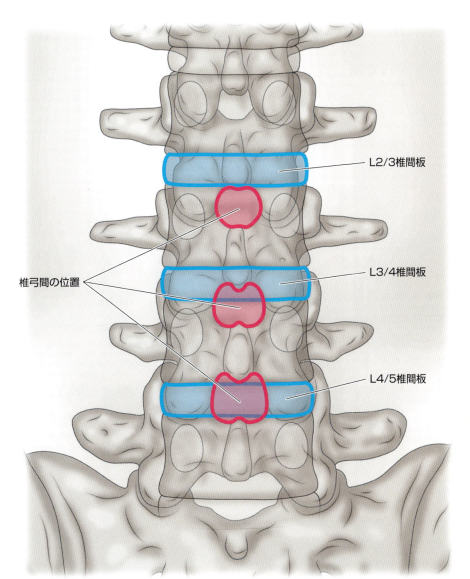

椎弓間の位置

L2/3椎間板

L3/4椎間板

L4/5椎間板

コツ&注意 NEXUS view ////

　除圧の完了は通常椎間板近位までの確認が必要であるが，椎間板操作が必要な場合には手術高位により椎弓間と椎間板の位置関係が異なることも考慮し，骨切除範囲を決定する 図6 。

図6 骨切除範囲の決定

手術レベルによって椎弓間と椎間板レベルの位置関係は異なる。頭側椎弓の骨切除は上位椎間になるほど，変性が高度になるほど多く必要である。

4 神経組織がよくみえない

骨切除範囲とともにTRの傾き（内・外側，頭・尾側）には注意が必要である。TRの傾きは画面上には反映されず，画面ばかりをみているといつの間にか手元が大きく傾いていたりすることがある。

合併症の回避

対側がみえない

特に初期では対側除圧の際，TRを対側に傾けすぎて結果的に膨らんだ硬膜に邪魔され，対側神経根がよくみえないこともある。矢状面からの対側への傾きはせいぜい20°程度までとし，後はスコープの位置で調節する **図7**。

スコープの方向を7時から11時くらいまでで調節することで，レトラクターの設置角度が同一でもみえる方向が変わってくるため，操作する内容によって倍率を，操作方向によってスコープの位置を変えることが内視鏡のメリットを最大に生かす方法といえる。

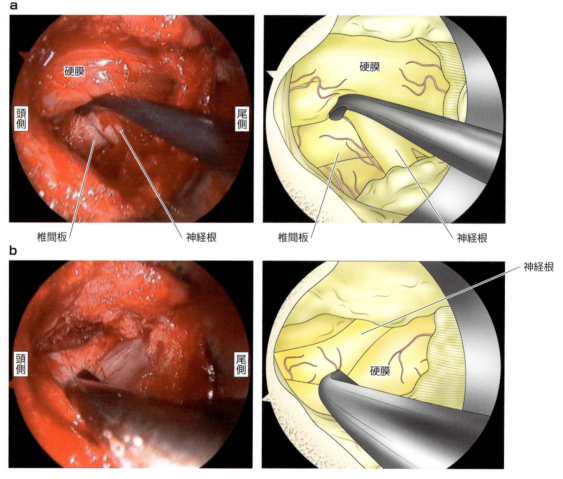

a

硬膜
頭側　尾側
椎間板　神経根

硬膜
椎間板　神経根

b

頭側　尾側

神経根
硬膜

図7 スコープの位置による視野の変化

a：10時から11時の方向は進入側をみるのに適している。
b：対側をみる場合は7時から8時がみやすい。

　神経根が展開できたらズームインを有効に使い，拡大した視野で操作を行うことが
出血防止のためにも有用である 図8 。

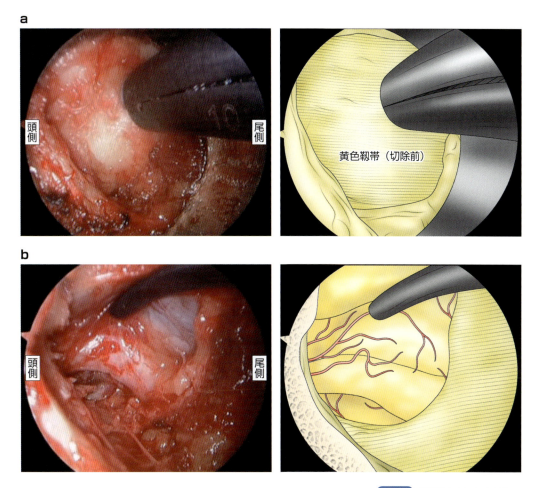

図8 視野の倍率変更

a：骨切除時は比較的カメラを引いた位置にする。
b：神経根が展開されたら倍率を上げることで血管
観察が容易となる。

（修復に関しては他項目に譲り，原因と防止について述べる。）

　当院の調査では，硬膜損傷の原因はケリソン鉗子や鋭匙の使用時，神経根レトラクト時の損傷が主であった。一般的には骨切除による除圧操作を行うMELにおける発生頻度が高い[3]。

合併症の回避

ケリソン鉗子による損傷

　ケリソン鉗子は先端を外側に向けて使用し，また側面でも硬膜を噛み込むことがあるので，特に硬膜の弛緩した状態では注意が必要である 図9 。

コツ&注意 NEXUS view

左手の吸引管で硬膜を軽く牽引して緊張をかけることも効果的と思われる。

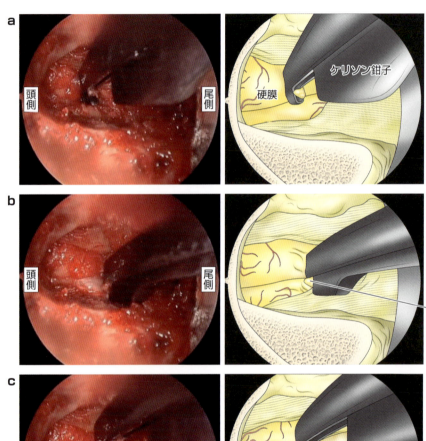

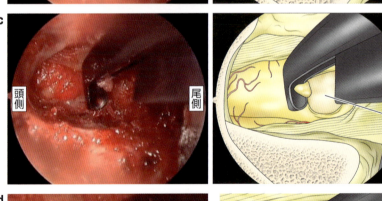

ケリソン鉗子に噛み込んでしまった硬膜（神経根）

露出したくも膜

ケリソン鉗子に噛み込んでしまった硬膜（神経根）

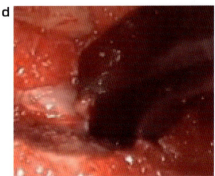

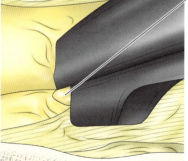

図9 ケリソン鉗子による硬膜損傷

a〜c：ケリソン鉗子挿入時（a），引く動作の際に硬膜（神経根）が一緒に引っぱられ（b），くも膜が露出した（c）。
d：bの拡大像。ケリソン鉗子が黄色靱帯と硬膜表面を噛み込んでいる。

鋭匙による損傷

鋭匙の先端を十分骨に接触させ，骨と鋭匙の間に硬膜が入らない操作を意識する。

鋭匙の側方への大きな平行移動動作は避け，主として30°くらいの回旋動作で小範囲を剥離し，それをつなげていく操作が推奨される。癒着がある場合の剥離は特に注意を要する 図10 。

神経根レトラクトによる損傷

神経根レトラクトによる硬膜損傷は十分展開されていない神経を移動させようとすると起こりやすいため，神経根外縁を十分展開してからの操作が重要である。

神経根奇形による損傷

神経根奇形は比較的高い頻度で遭遇し，術中神経根損傷の要因となる[4]。神経根の形態や可動性に異常を感じた場合はこれを疑う。可能な限り術前にMRI冠状断像を撮像し，走行異常の有無をみておくことが重要である。

線維組織の剥離操作による損傷

L5/S1では70％程度に正中付近で硬膜と黄色靱帯の間に靱帯様組織が存在し，ときにこの線維組織は強靱で剥離操作により硬膜損傷をきたすことがある[5]。

また，面での癒着と異なりボールプローブを入れるだけでは探知できないことがあるため，正中付近ではこのような索状物の存在にも注意が必要で，ときに鋭的切離も必要である。

コツ&注意 NEXUS view

高度狭窄では神経根周辺に線維性結合組織が膜様に増性しており，神経根外縁がわかりにくいことがある。縦方向に剥離すると神経根外縁から剥がれやすいことを知っていると安全である。

正中部での硬膜周辺の癒着，線維性結合組織の存在に十分注意する必要がある。

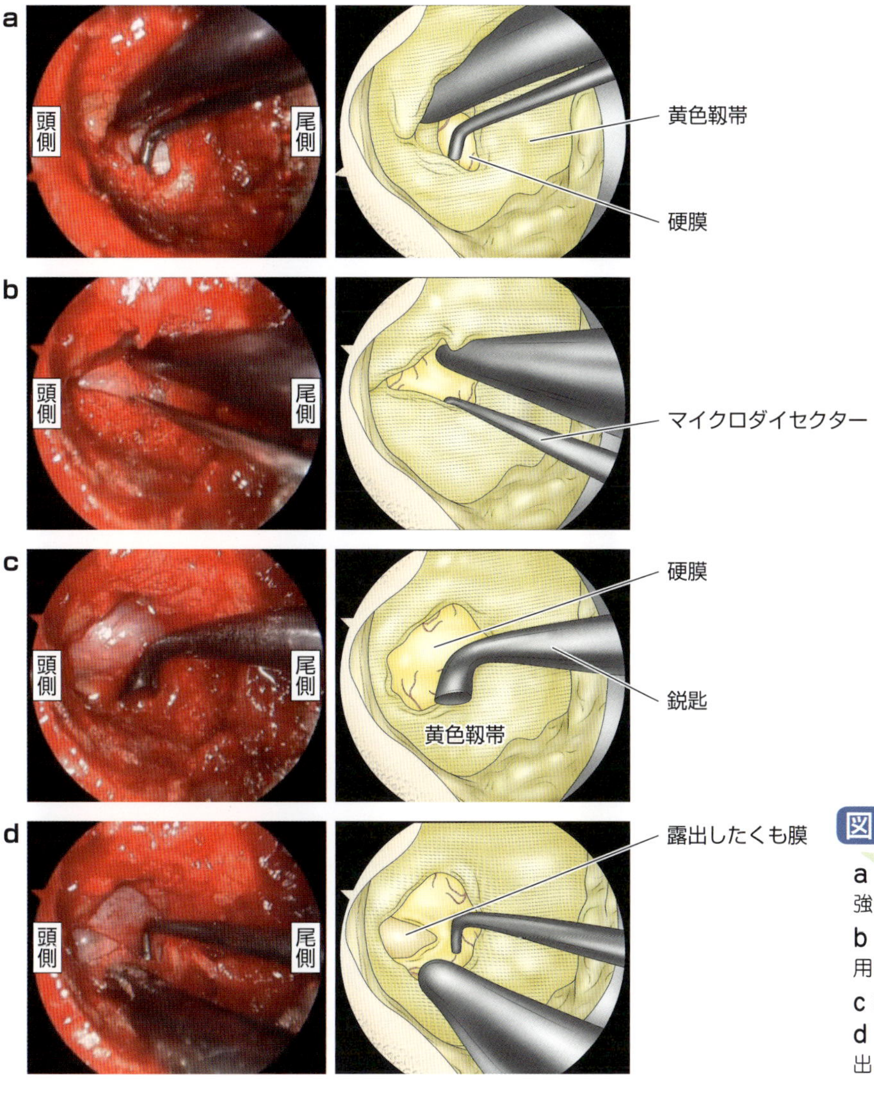

図10 鋭匙による硬膜損傷

a：黄色靱帯と硬膜表面は比較的強く癒着している。
b：マイクロダイセクターなどを用い，できる限り剥離を行う。
c：鋭匙で剥離操作を行う。
d：硬膜損傷が生じ，くも膜が露出している。

6 その他の諸問題

合併症の回避

術後血腫

死腔の少ない内視鏡手術では，術後少量の出血でも神経障害を惹起することがあり，特に骨切除を要する狭窄症に対する手術ではドレーンの留置は必須と考えている。

術中の緊密な止血がきわめて重要であり，術中出血を少しでも抑えるためには，まず硬膜外における血管走行を理解することが必要である。神経根の外側に存在する縦椎骨静脈洞からの出血は，周辺との交通も多くきわめて止血しにくい。圧迫が残存した状態での出血は止血が困難なことを意識し，静脈叢を拡大した視野でできる限り切除部位から剥離し，小静脈を損傷しない術中操作を心がける。

レベル誤認

レベル誤認は，内視鏡手術で硬膜損傷に続いて頻度の高い併発症である。特に変性の強い場合は椎弓間の段差も消失し，TRは容易に近位あるいは遠位椎間に到達するためレベル誤認が起こりうる。TRの傾きなどを総合的に判断し，おかしいと思った際は術中随時透視下で確認することが重要である。

コツ&注意　NEXUS view

バイポーラによる止血を基本とするが，必要に応じて吸収性局所止血材を使用する。シート型の止血材を5mm角程度に切っておいたものが使いやすい。

厳密な出血コントロールが手術を容易にし，血腫を防ぐ。

コツ&注意　NEXUS view

移行椎には留意を要する。移行椎にはいくつかの分類基準があるが，大きく分けてS0（腰椎4個）とL6（腰椎6個）があり，この判断を誤ると表記されたレベルと実際に手術されたレベルが異なり，レベル誤認が生じることがある。移行椎を疑う場合はカルテに必ず移行椎に関してどう判断したかを記載することで，情報を共有し間違いを防止できる **図11**。

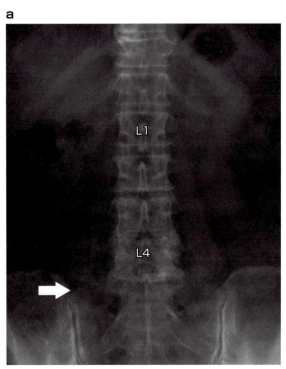
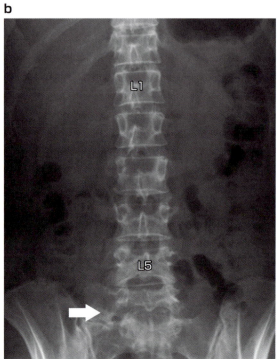

図11 腰仙移行椎の分類

a：第5腰椎の仙椎化（S0，矢印）。腰椎は4個である。
b：第1仙椎の腰椎化（L6，矢印）。腰椎は6個である。

ドリルによる熱損傷

　連続的な灌流を行いにくい内視鏡手術では，熱損傷に注意が必要である．通常狭窄の存在する部位では骨あるいは靱帯と神経組織は近接しており，ドリル操作を連続して行うことは神経組織の熱損傷を引き起こすため避けるべきである．

　操作をいくつかの段階に分け，生理食塩水でフラッシュすることは冷却と同時に乾燥を防ぐことによる組織保護，またハレーションを防ぎクリアな視野を確保するためにも有用である．

　導入当初は安全な操作が最優先である．顕微鏡，内視鏡の手術に共通であるが，これらのvisual assistは対象物がうまくみえてこそ威力を発揮する．つまり視野がとれないと肉眼と一緒である．視野をとるために必要な時間は習熟により徐々に短縮し，結果手術時間が短くなるか，必要な操作に時間を割くことができるということとなる．

　効率的な器具の使い方は重要で，事前に器具に慣れるという意味合いからも，これから脊椎内視鏡を始めようという方にはぜひ積極的にセミナーを受講していただきたい．

文献
1）Foley KT, Smith MM. Microendoscopic discectomy. Tech Neurosurg 1997；3：301-7.
2）Nomura K, Yoshida M. Microendoscopic decompression surgery for lumbar spinal canal stenosis via the paramedian approach：preliminary results. Global Spine J 2012；2：87-94.
3）日本整形外科学会脊椎脊髄病委員会. 脊椎内視鏡下手術の現状－2015年1月～12月手術施行状況調査・インシデント報告集計結果－. 日整会誌 2016；90：1052-8.
4）Neidre A, Macnab I. Anomalies of the lumbosacral nerve roots. Review of 16 cases and classification. Spine（Phila Pa 1976）1983；8：294-9.
5）Solaroglu I, Okutan O, Beskonakli E. The ATA and its surgical importance：a newly described ligament lying between the dural sac and the ligamentum flavum at the L5 level. Spine（Phila Pa 1976）2011；36：1268-72.

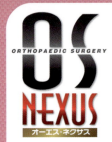

Ⅰ. 合併症回避の技

Balloon kyphoplasty（BKP）における 骨セメント漏洩の回避

浜松医科大学整形外科学講座・長寿運動器疾患教育研究講座　**戸川　大輔**

Introduction

　Balloon kyphoplasty（BKP）は，原発性骨粗鬆症性椎体骨折，溶骨性脊椎腫瘍に対する保存療法抵抗性の病態・病状に対して行う経皮的椎体形成術の1つである。BKP施行の際に起こるセメント成分の血管内漏洩は，不整脈や血圧低下，呼吸機能障害を発症しうる[1,2]。この漏洩は，骨セメントの粘稠度が高まってから椎体内に充填を開始すれば予防できる。また，骨セメントの脊柱管や椎間孔への漏洩は術後の神経合併症をきたす可能性がある[3]。

　BKPでは，骨セメントを椎体内部に充填するための空洞（スペース）をあらかじめinflatable bone tamp［IBT（通常「バルーン」とよぶ）］で作製する。バルーンの拡張により椎体内部の組織は拡張したバルーン周囲に押しやられる[4]。原則としてバルーンは椎体中央部に挿入して椎体壁・終板に向かって拡張することが重要である。骨折椎体の脆弱な椎体壁・終板欠損部からなるべく離れた位置にバルーンを挿入して拡張することで，その欠損部を組織で補填できる場合が多い。これらの操作で十分な骨セメント充填母床を作製したうえでBKPを行うことで，骨セメント漏洩を回避する。

術前情報

●適応と禁忌

　BKP後の骨セメント漏洩を防止するためには，骨折椎体が圧潰しすぎる前に手術を行うのがよい。骨折椎体の異常不安定性による体動時痛を治療するためには確実な椎体固定が必要であり，骨セメントが噛み込むべき骨組織が十分に残存していることが重要である。

　後壁に損傷のある神経障害例や感染はBKPの禁忌である。

●術前準備

　術直前に撮影した治療椎体のCT（矢状断像，冠状断像，水平断像）を何度も見直し，椎体壁・終板欠損の有無を確認し，バルーンの挿入位置と拡張方向を計画する。特に前壁の欠損が大きい場合には小さめのバルーンを選択し，椎体前方にさらなる組織欠損を作らないよう留意する 図1 。

　腹臥位をとる際に頚椎回旋・過伸展や肩関節の挙上が必要となる場合もあるため，術前に頚部神経根症や肩関節の拘縮の有無はチェックすべきである。

●麻酔

　全身麻酔下で行う。

●体位と透視装置のセッティング 図2

　腹臥位で行うが，正面透視の際に背部と透視装置の間のワーキングスペースが必要になるため，4点支持台が使用できないこともある。

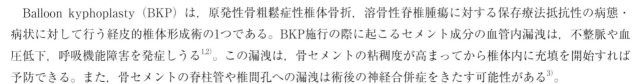

コツ&注意 NEXUS view

　術直前CTの矢状断像，冠状断像，水平断像を何度もみて，椎体壁や終板欠損の有無と位置を確認し，バルーンの設置位置，拡張位置を決めてから挿入方向を逆算して計画する。

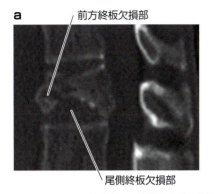
a　前方終板欠損部

尾側終板欠損部

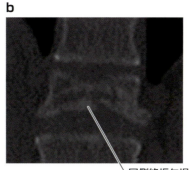
b

尾側終板欠損部

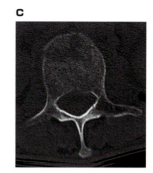
c

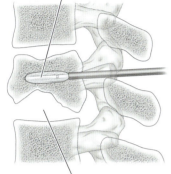
①バルーンは椎体中央に挿入する

②バルーンを拡張して
尾側終板を整復する

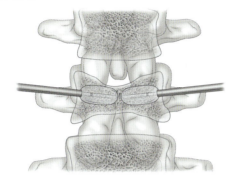

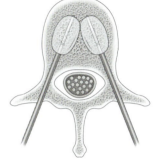

図1 術直前CTでのバルーン設置位置と挿入方向の計画

尾側終板の欠損があり，前方，尾側終板の整復が必要な症例。バルーンは頭側，中央に挿入，バルーンを拡張して尾側終板を整復する。

a：矢状断
b：冠状断
c：水平断

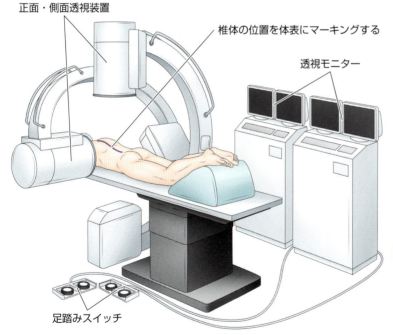
正面・側面透視装置

椎体の位置を体表にマーキングする

透視モニター

足踏みスイッチ

図2 体位と透視装置のセッティング

まず正確な正面像，側面像を描出する。術者はそれらを確認し，椎体の位置を体表にマーキングしてから手洗いに行く。これ以後は患者の体位，透視装置は一切動かさないで手術を施行する。

Fast **C**heck
❶椎体壁（椎体前方・側方・後方）および終板（頭側・尾側）ができる限り保たれているうちにBKPを施行するよう心がける。
❷骨破壊が進んだ骨折椎体に対しては，術直前CTで椎体壁・終板の欠損部位を確認し，バルーンはできる限りその欠損部から離れた位置から拡張して，欠損部を補填する。
❸骨セメント充填時は連続透視で漏洩の有無を注意深く確認する必要がある。

1 カテラン針での局所麻酔と方向の確認

局所麻酔をしながら，カテラン針で刺入方向を確認する（図3 青矢印）。

2 皮切

刺入点から外側に向かって5mm程度の皮切を置く 図3 。内側から外側へはニードルをずらしにくいが，外側から内側にずらすのは比較的容易である。

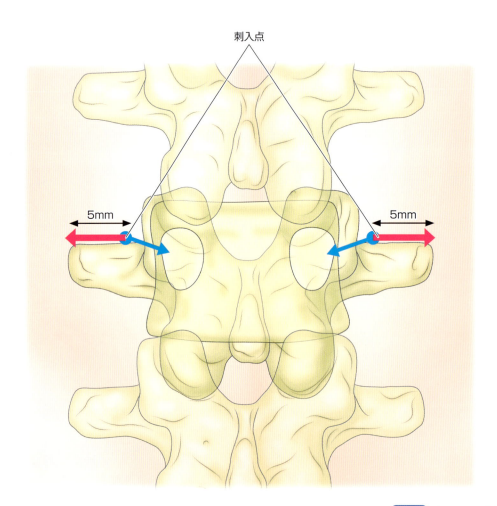

刺入点

5mm   5mm

図3 カテラン針の刺入方向と皮切

カテラン針で方向を確かめたら（青矢印），
皮膚の刺入点から外側に向かって5mm程度
の皮切を置く（赤矢印）。

3 ボーンアクセスニードルの刺入

　脊柱管や椎間孔，胸腔へのボーンアクセスニードル誤刺入はもちろん避けなくては
ならないので，透視正面像で肋骨頭の頭・尾側を深く進んだり，椎体に到達する前に
椎弓根内縁・下縁を越えてはならない 図4。

　さらに椎体内に刺入するというだけではなく，骨折椎体の変形，椎体壁・終板欠損
を矯正するためのバルーン拡張が可能な位置に挿入することを意識する。

　骨折椎体は多少なりとも変形しているため，刺入方向は左右対称よりも骨折型に合
わせることを優先する。

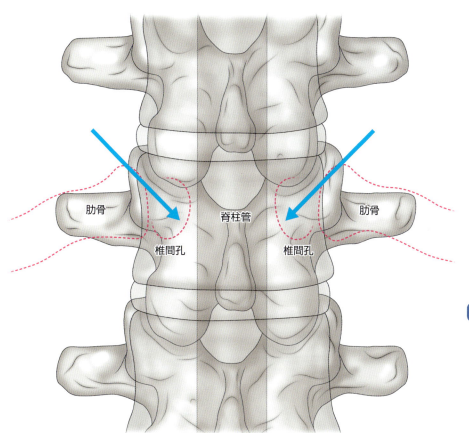

図4 透視正面像

ボーンアクセスニードル（青矢
印）は，椎体に到達する前に，
椎弓根陰影の内縁・下縁を越え
てはならない。椎体の左右に肋
骨が確認できる。上・中位胸椎
では肋骨が付着する角度が違う
ので注意する。

4 カニューラの挿入と固定位置

　ボーンアクセスニードルに沿って入れたガイドワイヤーに沿わせて，カニューラを
挿入する。この際，挿入方向の微調整が可能であるが，過度に方向を変えるとガイド
ワイヤーが抜けなくなるので注意を要する。また，カニューラを挿入時にガイドワイ
ヤー先端が椎体前方を穿破しないように気を付ける。

　カニューラ外筒は椎体後壁を確実に越えた位置まで挿入する。

コツ&注意 NEXUS view

　椎体前壁に欠損がある場合には椎体中央で骨セメント充填を開始するため，通常よりも骨セ
メントが後方へ移動しやすい。この場合にはカニューラはいつもよりもやや深めに挿入するこ
とで（従ってバルーンサイズは最小の10mmを使用），骨セメントの脊柱管漏洩を回避する。

椎体壁・終板欠損部から離れた位置にバルーンを挿入し，欠損部に向かってバルーン周囲の椎体内組織で補填するようにバルーンを拡張する 図5 。

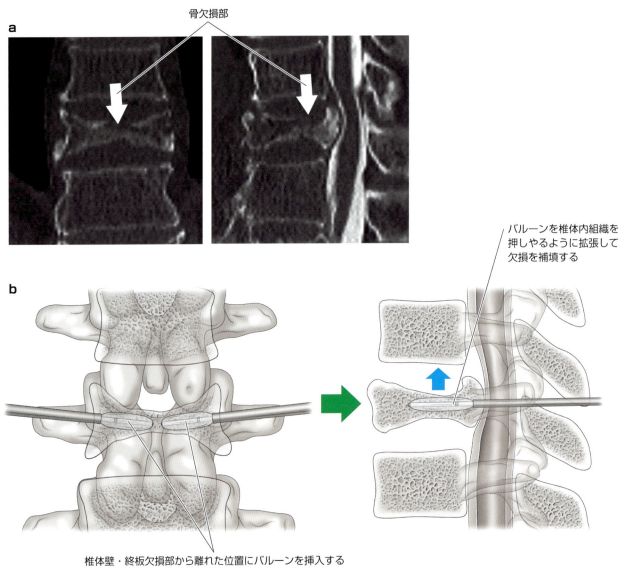

a

骨欠損部

b

バルーンを椎体内組織を押しやるように拡張して欠損を補填する

椎体壁・終板欠損部から離れた位置にバルーンを挿入する

図5 バルーンの拡張

局所の椎体壁・終板欠損がある場合には小さいバルーン（10mm）を用いて，バルーンの拡張で椎体内組織を押しやって欠損を補填すると，骨セメントが漏洩しなくて済む。

NEXUS view ///

特に前壁欠損を確認したい場合は，ニードルやガイドワイヤーを用いず，拡張したバルーンを拡張したまま前方にずらして確認すると安全である 図6 。

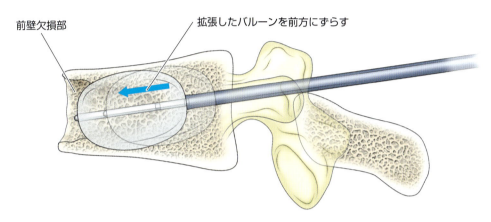

前壁欠損部　　　　　　拡張したバルーンを前方にずらす

図6 前壁欠損がある場合のバルーン操作

6 骨セメントの準備

　バルーン拡張による骨折椎体の整復，骨セメント充填母床の準備が十分にできたら（または十分にできる見込みが立ったら），骨セメントの準備を開始する。

NEXUS view ///

　BKPを施行する際は，できる限りいつも同じタイミングで骨セメントを冷蔵庫から出し，いつも同じ手術室，位置，同じ室温で骨セメントを混ぜると，混和開始から充填開始までの時間が一定になりやすく，手術がスムーズに進む。

NEXUS view ///

　手術時間短縮を気にするあまりに，骨セメントの粘稠度が高まるまで待たずに充填を開始すると骨セメント合併症をきたしやすい。BKPでは手術時間よりも骨折椎体の整復と安全な固定が良好な手術成績につながることを認識すべきである。

71

7 骨セメント充塡と透視装置での確認

　骨セメントの充塡は基本的に前方から行う 図7 。椎体壁・終板の欠損がある場合には，できるだけ離れた位置から骨セメントを充塡する。

　透視の被ばく量は最小限度に抑えたくても，骨セメント充塡時は透視を連続して確認したほうがよい。椎体内の骨セメントの動態は，充塡した時点から数秒遅れて椎体内で動く場合も多い。

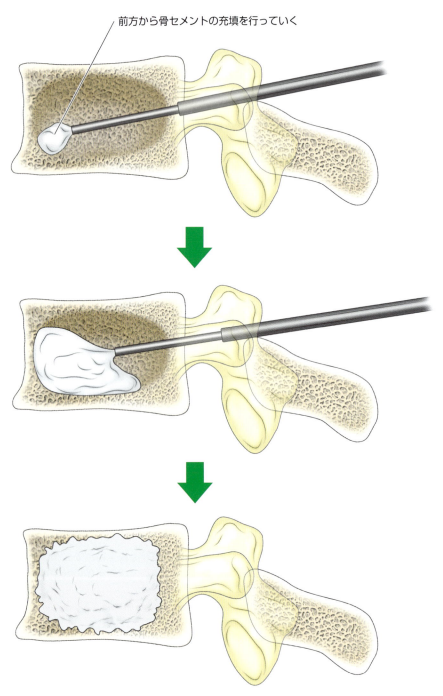

前方から骨セメントの充塡を行っていく

図7 骨セメント充塡の基本

コツ&注意 **NEXUS view**

　前壁欠損がある場合，骨セメントは椎体中央部で骨セメント塊を作る。反対側から入れたボーンフィラーデバイス（骨セメントを充填した筒）に骨セメントを当てながら，前方よりも先に頭側・尾側終板に骨セメントを噛み込ませて固定する 図8 。

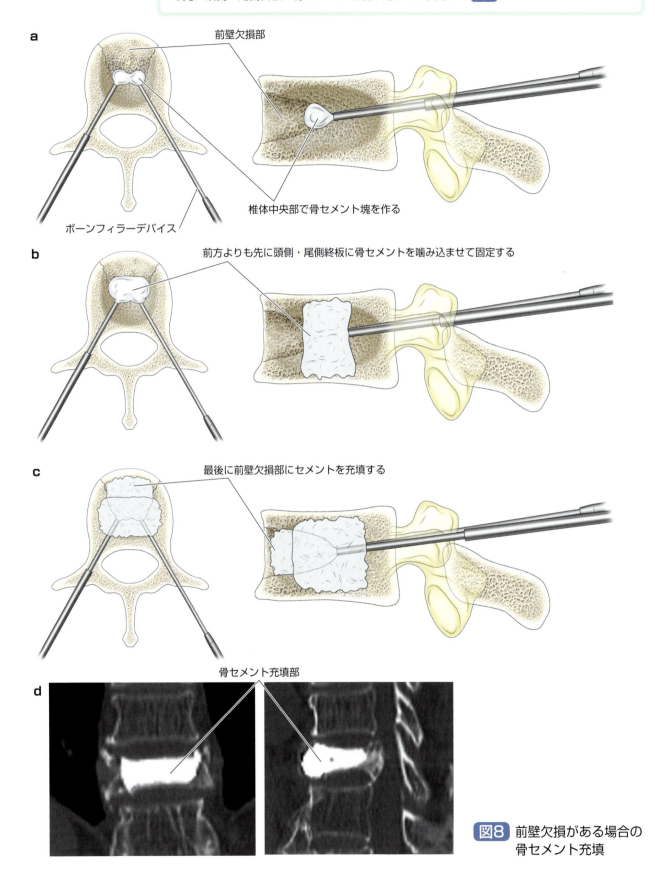

a

前壁欠損部

椎体中央部で骨セメント塊を作る

ボーンフィラーデバイス

b

前方よりも先に頭側・尾側終板に骨セメントを噛み込ませて固定する

c

最後に前壁欠損部にセメントを充填する

骨セメント充填部

d

図8 前壁欠損がある場合の骨セメント充填

8 骨セメントによる骨折椎体の固定確認

　骨セメントを充填し終えたら，筒内に残った骨セメントがないかを確認する。筒内に残った骨セメントが椎体内の骨セメントと重合して，椎弓根内に残存したり皮下まで突出しないようにする。使用後の筒を椎体内の骨セメントに当てながら，重合を確認する。

　最終的には重合した骨セメント塊を筒で押してみて，椎体内で骨セメントがしっかりと固定できているかを確認してから筒を抜去する 図9 。

コツ&注意 **NEXUS view** ///

　椎体内の骨セメント塊が椎体内で動くようなら固定が不十分で，放置すると骨セメント塊の緩み・脱転の原因となる。骨セメントを追加充填して，しっかりと固定するまで手術を終えてはならない。

トラブル **NEXUS view** ///

　術中に骨セメント漏洩の疑いを認めたら，必ずCTを撮影し，全身状態や神経障害の有無を確認する。

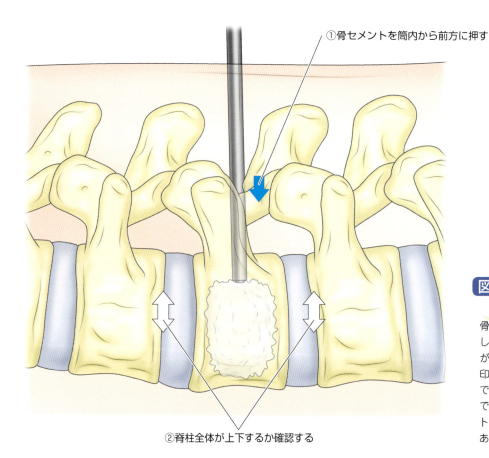

①骨セメントを筒内から前方に押す

②脊柱全体が上下するか確認する

図9 骨セメント重合の確認

骨セメントを筒内から前方に押してみて（青矢印），脊柱全体が上下するようであれば（白矢印）骨折椎体内の固定性は良好である。骨セメント塊が椎体内で動くようであれば，骨セメントを追加して固定し直す必要がある。

9 閉創

ボンドやテープで創が離開しないようにするとよい。

10 CTでの骨セメント固定性，漏洩の有無の確認

　骨セメント漏洩の危惧がある場合，術後すぐにCTを撮影すべきである **図10**。全身状態の確認をしながら，CTでは脊柱管，椎間孔を含めた治療椎体周囲や心臓，肺までの漏洩をチェックする。万が一心臓や肺に骨セメントが漏洩した場合には，専門医に相談のうえ，治療の必要性を検討する。

> **トラブル NEXUS view**
>
> 　術直前のCTで椎体壁・終板の欠損の有無を確認したうえで治療計画を練ることが重要である。決して血管内漏洩，脊柱管・椎間孔への漏洩による合併症を起こしてはならないが，術後危惧がある場合には早急に検査・治療すべきである。

a
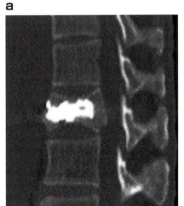

b
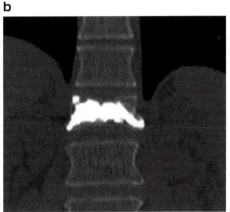

c
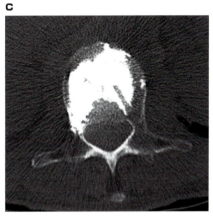

図10 BKP術後CT

骨セメントは椎体内の圧が弱いところに充填されていくので，バルーンで作製した空洞以外の場所にも充填される。椎体内に空洞を残さないほうが骨セメントの緩みを生じにくい。
a：矢状断像
b：冠状断像
c：水平断像

文献
1） Baumann A, Tauss J, Baumann G, et al. Cement embolization into the vena cava and pulmonal arteries after vertebroplasty：interdisciplinary management. Eur J Vasc Endovasc Surg 2006；31：558-61.
2） Rothermich MA, Buchowski JM, Bumpass DB, et al. Pulmonary cement embolization after vertebroplasty requiring pulmonary wedge resection. Clin Orthop Relat Res 2014；472：1652-7.
3） Cosar M, Sasani M, Oktenoglu T, et al. The major complications of transpedicular vertebroplasty. J Neurosurg Spine 2009；11：607-13.
4） Togawa D, Kovacic JJ, Bauer TW, et al. Radiographic and histologic findings of vertebral augmentation using polymethylmethacrylate in the primate spine：percutaneous vertebroplasty versus kyphoplasty. Spine（Phila Pa 1976）2006；31：E4-10.

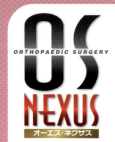

Ⅰ. 合併症回避の技

透析脊椎症手術における合併症の回避

名古屋第二赤十字病院整形外科　**安藤　智洋**

Introduction

術前情報

●透析患者の手術時の注意点

　血液透析患者は，術前より内科合併症が多く，術後さらに悪化，または新たな合併症を発症させる危険性も高い。手術時には，術前から内科，透析科，麻酔科などと緊密な連携をとり，合併症発生時には適切な対応ができる体制で臨むことが望ましい。そのうえで，透析患者はcompromised host（易感染性宿主）である点，血液透析に伴う凝固機能異常がある点にも注意する必要がある。非透析患者に比べて術中・術後の出血量も多く，手術部位感染や血腫なども多く発生する。

　透析脊椎症手術に特別な手術法があるわけではなく，透析患者の手術を成功させるには，詳細な術前評価と慎重な術後経過観察が重要であることを強調したい。

●透析患者の運動器障害の特徴

　運動器障害の特徴は大きく2つ挙げられる。骨強度の低下とアミロイド沈着に伴う運動器障害であり，これらが全身の関節に及んでいることが特徴である。透析脊椎症は透析アミロイドーシスの一部として発生する。

①骨強度の低下：脊椎手術でも術中・術後に骨折が発生しやすい。いったん骨折が発生すると修復機転は働かず，急速に骨破壊が進行することが多い。固定術では，スクリューのloosening（弛み）やケージの沈み込みが発生しやすく，骨癒合が遷延することが多い。

②アミロイド沈着による運動器障害：骨関節破壊と靱帯肥厚の2つが問題となる。透析脊椎症では，障害の主体がどちらかを判断することが，手術法の決定に有用である。基本的には骨関節破壊が主体となる破壊性脊椎関節症（destructive spondyloarthropathy；DSA）では固定術を，靱帯肥厚が主体の靱帯肥厚型脊椎症では除圧術が選択される。

●手術適応

　変性疾患とほぼ同様であり，なんらかの神経障害が出現すれば手術適応となる。ただし，長期血液透析（hemodialysis；HD）患者では，透析に伴う運動器障害で神経学的評価が難しい場合もあるので注意する。

　神経障害がなくても，破壊が高度で疼痛がコントロールできなければ手術適応となる。

　神経症状の改善は変性疾患とほぼ同等に見込めるが，手術リスクが高いため手術が遅れる場合も多い。実際には，透析患者で神経障害が発生した場合には，保存療法での改善は得られにくく，早期の手術を考慮すべきである。

---

❶透析患者では，術中・術後の内科合併症，手術部位合併症が発生しやすい。
❷透析患者では，詳細な術前評価と慎重な術後経過観察が重要である。
❸透析患者の脊椎病変の特徴は，骨脆弱性と高度な骨関節破壊が挙げられる。

合併症回避のための術前管理と術式別注意点

1 術前全身運動器の評価

　透析患者では全身の骨関節にアミロイドが沈着し障害を発生させる。術前には，障害された局所だけでなく，全身の運動器の評価が重要である。

　透析脊椎症は頚椎や腰椎で多く発生するが，長期透析患者では頚椎・腰椎同時に障害されている場合も多い 図1 。

　障害局所だけでなく，全脊柱を術前にスクリーニングしておくことが望ましい。特に胸腰椎患者での頚椎術前評価は重要である。その他，腰椎病変と下肢病変を合併している症例 図2 や，頚椎病変と上肢病変を合併している症例も多い。下肢病変（特に股・膝関節障害）が腰椎病変の悪化に影響している症例や，上肢病変（特に上肢挙上困難例）が頚椎病変の悪化に影響している症例もある。

　それらの症例で多椎間固定を計画する場合には，術前に腰椎可動域制限が出現することを，患者・家族に説明しておく必要がある。

> **コツ&注意　NEXUS view**
>
> 計画した手術がADL（日常生活動作）や他の運動器に及ぼす影響を，術前に患者・家族に説明しておくことが望ましい。

a　**b**

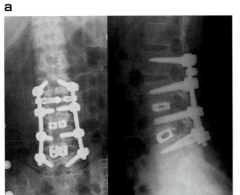
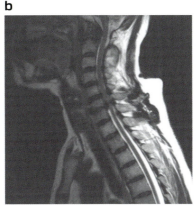

図1　頚椎・腰椎に合併した透析脊椎例

61歳，女性。血液透析（HD）34年。腰椎手術（L2-5固定術）を施行した（a）。術直後麻酔覚醒時より胸椎以下対麻痺［徒手筋力テスト（MMT）0～1］となった。緊急頚椎MRI検査でC6/7の著明な圧迫を認めた（b）。緊急で頚椎除圧術を施行した。麻痺改善し歩行可能となった。術前に頚椎病変の評価は行われていなかった。

a　**b**　**c**

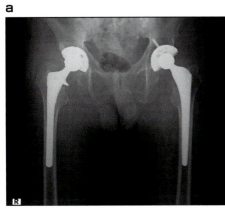
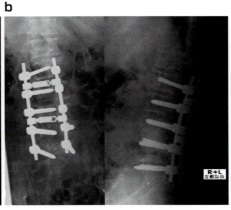
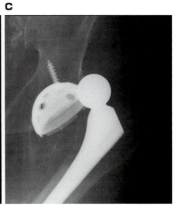

図2　腰椎多椎間固定術後にTHAの脱臼を生じた例

52歳，男性。HD 37年。両股関節透析アミロイドーシスに対して両側人工股関節全置換術（total hip arthroplasty；THA）施行後2年経過症例である（a）。腰椎DSAでL2-S1固定術を施行したが（b），術後1.5カ月で左THAが脱臼した（c）。多椎間固定による腰椎の可動域制限は，術前と同様の日常生活動作を行う場合でも，術前よりも過度な運動を股関節や膝関節に強いる可能性がある。

2 術前の局所評価と手術法の決定

手術法の決定は，非透析患者と同様に以下のような画像所見を参考に評価する。

前方支持性の破綻の評価は，立位X線像と臥位CT・MRIを参考に，前方椎間板狭小化，局所後弯や椎間板片側狭小化・楔状化などを評価する。不安定性の有無・不安定性の原因により，基本的には以下のような方針で手術法を選択する。

● 椎間不安定性のない症例（靱帯肥厚のみで，椎間板・椎間関節障害なし）→除圧術 図3 。
● 椎間不安定性のある症例（後方要素の破綻が主，椎間板狭小化・すべり軽度）→後側方腰椎固定術（posterolateral lumbar fusion；PLF）図4 。
● 椎体間に不安定性のある症例（後方要素の破綻に加え，椎体間の支持性も破綻している症例）→後方経路腰椎椎体間固定術（posterior lumber interbody fusion；PLIF）/経椎間孔的腰椎椎体間固定術（transforaminal lumber interbody fusion；TLIF）図5 。

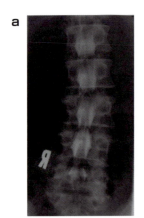 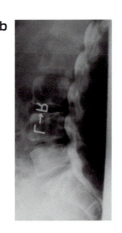 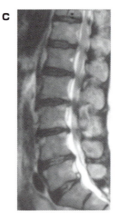

図3 多椎間狭窄に対する除圧術例

54歳，男性。HD 28年。L2/3，L3/4，L4/5除圧術を施行した。経過良好であったが，術後15年間で椎間板が狭小化し，脊柱管再狭窄で再手術を要した。

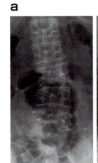 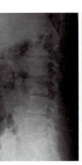 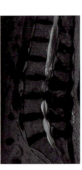 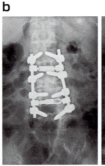 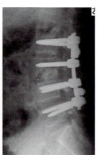

図4 DSA椎間を含む多椎間狭窄例

65歳，女性。HD 31年。L3/4にDSAを伴いL2/3，L3/4，L4/5の3椎間で狭窄がみられた（**a**）。L3/4椎間でPLIFを行い，L2/3，L4/5椎間にはPLFを行った（**b**）。

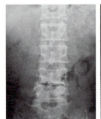 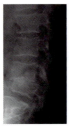 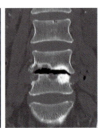 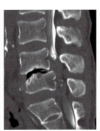 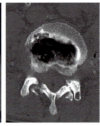

図5 L4/5 DSAに対するPLIF適応例

54歳，男性。HD 34年。後方要素であるL4右下関節突起骨折，椎間関節破壊がみられる。前方の椎体終板，L5椎体前方皮質も破壊され，不安定性が著しい。強固な前方支柱再建も難しく，強固な初期固定は得られない。多椎間固定も考慮する。

　除圧術→PLF→PLIF/TLIFの順に手術侵襲は大きくなる。透析患者のPLIF/TLIFでは，ケージの沈み込みが多く発生し，非透析患者に比べて強固な初期固定を得ることは難しい。最終的には画像診断，手術侵襲と患者の全身状態を総合的に判断して手術法を決定する。

　術前の手術法の決定は重要であるが，術中体位や除圧操作で不安定性が明らかになる症例もある。術中所見や術中透視像で，固定術や固定範囲の延長などに対応できるようにすることが望ましい。

コツ&注意 NEXUS view

　術中体位や除圧操作で不安定性が明らかになる症例もある。術中所見や術中透視像で，手術法の変更に対応できるように準備する。

　固定術を考慮する場合，スクリューとロッドを使用しての固定が基本であるが，スクリュー挿入が可能か，また挿入できても十分な固定力を獲得できるか注意する必要がある 図6 ，図7 。

a
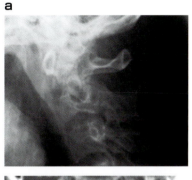
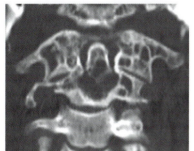

b
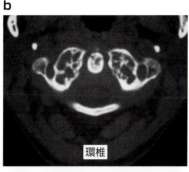
環椎
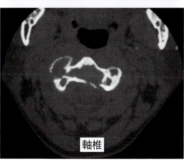
軸椎

図6 歯突起周囲病変例
（スクリューでの安定化困難例）

45歳，女性。HD 30年。歯突起骨折（a）。CT上，C1外側塊，C2上関節突起部に大きな骨浸蝕像を認めた（b）。スクリューでの強固な初期固定性力獲得は困難と判断しMcGraw法にてC1/2固定術を行った。骨癒合し10年以上成績良好である。

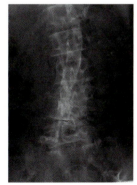
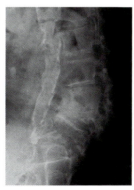
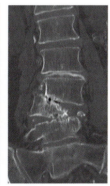
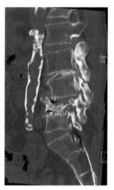
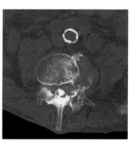

図7 スクリュー挿入困難例（L4/5 DSA）

65歳，男性。HD 30年。腰痛，両下肢筋力低下で歩行困難である。高度なL4椎骨破壊を認める。左L4椎弓根は骨折，残存椎体とは離開し，椎弓根スクリュー挿入は困難である。全身状態も不良でL4椎弓根スクリューを設置せず，L2-5後側方固定を行った。

3 除圧術での注意点

透析患者では，多椎間に靱帯肥厚による狭窄を認めることが多い。

除圧が脊柱管拡大のみであれば後方の骨性要素も比較的温存しやすいが，神経根除圧を椎間孔部まで行おうとすると，骨性要素の温存が難しくなる。頚椎では除圧術で対応できる症例が多いが，胸椎・腰椎では荷重負荷も大きく，除圧術で対応できる症例は少ない。特に上位腰椎では不安定性出現の可能性が高い 図8。

手術時は，椎間関節損傷，下関節突起骨折を発生させないように注意する。術中に骨折が発生しなくても，術後に骨折が発生する場合もある。いったん骨折などで椎間障害が発生すると，保存療法での修復はほとんど見込めないため，椎間破壊が進行する。

a

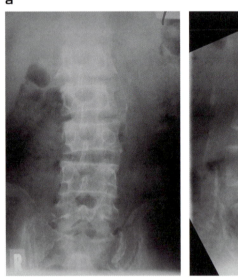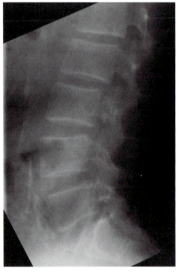

b

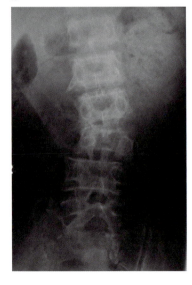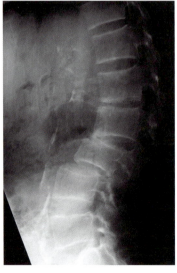

図8 除圧術後の不安定性発生例

50歳，男性。HD 32年。L2/3，L3/4の2椎間除圧のためL3椎弓切除を施行した（**a**）。術後3カ月で右L3下関節突起骨折が発生し，急速に椎間不安定性が進行した（**b**）。術後2年で後方固定術を行った。

コツ&注意 NEXUS view

多椎間除圧時でも，可能であれば椎弓切除を避けて，部分椎弓切除・開窓術で対応する。

大きく骨性要素を切除せざるをえない症例や，固定隣接椎間除圧症例ではPLFなどの脊椎固定術を考慮する。

透析患者の除圧術では，術中骨折がなくても，術後に下関節突起骨折が発生する場合がある。極力，骨性要素を温存する 図9 。

合併症の回避

透析患者の脊椎手術では，硬膜外組織へのアミロイド沈着も報告されている。アミロイドの沈着した組織は粗造で出血しやすい。神経根周囲や硬膜外静脈叢からの出血に対して圧迫止血が必要な場合もあるので，各種止血剤の準備と，できれば術中神経モニタリングの使用が望ましい。

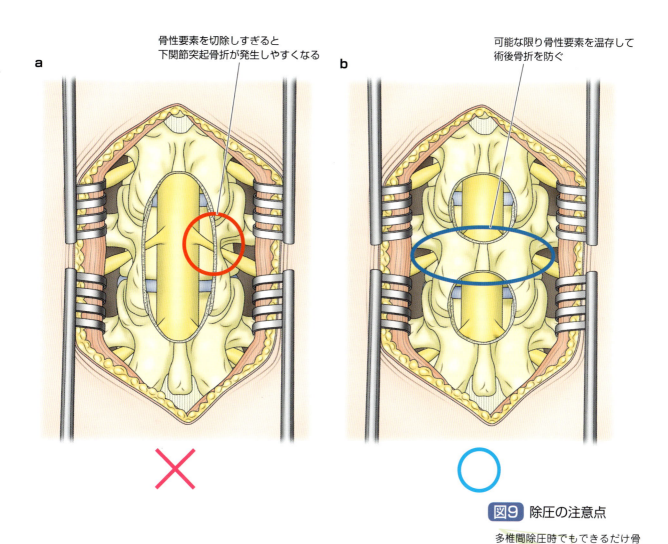

骨性要素を切除しすぎると
下関節突起骨折が発生しやすくなる

可能な限り骨性要素を温存して
術後骨折を防ぐ

a

b

図9 除圧の注意点

多椎間除圧時でもできるだけ骨性要素を温存する。透析患者では術後骨折も発生しやすい。

4 固定術での注意点

透析患者の脊椎固定では，ロッドとスクリューを使用した後方固定術が多く行われている。

前方単独の固定術では骨脆弱性により，偽関節発生が多く報告されている。

多椎間の固定術では固定隣接椎間障害が発生しやすく，可動域制限に伴うADL障害も大きくなるため，極力固定椎間は減らすべきである。

しかし，骨破壊が著しく高度な不安定性を認める症例や，骨破壊を伴う多椎間狭窄例など，多椎間固定を避けられない場合も多い。

インプラント設置の注意点

ロッドとスクリューの締結時，しっかりカウンタートルクをかけて，スクリュー設置椎骨への負荷を軽減する 図10，図11。

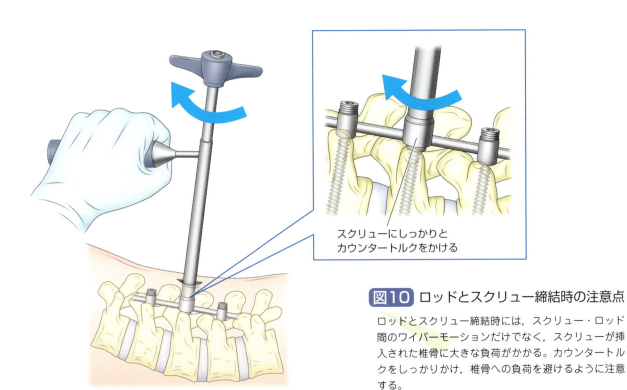

スクリューにしっかりと
カウンタートルクをかける

図10 ロッドとスクリュー締結時の注意点

ロッドとスクリュー締結時には，スクリュー・ロッド間のワイパーモーションだけでなく，スクリューが挿入された椎骨に大きな負荷がかかる。カウンタートルクをしっかりかけ，椎骨への負荷を避けるように注意する。

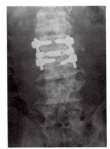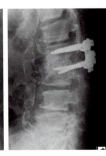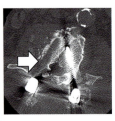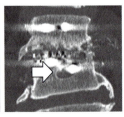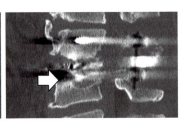

図11 カウンタートルクがはずれてスクリューに弛みを生じた例

単純X線像上はっきりしないが，術後早期のCTで，椎弓根スクリューが椎体内を移動した骨欠損を認める。最終締結時にカウンタートルクがはずれて，スクリューが弛んだ（矢印）ため，再手術での固定延長を必要とした。

　コンプレッション・ディストラクションは，術野をみながら愛護的に行う 図12 。
盲目的で機械的な操作は骨折や緩みの原因となる。

コツ&注意 NEXUS view

　コンプレッションなどのスクリューの設置された椎骨への負荷がかかる操作は，直視下に愛護的に行う。

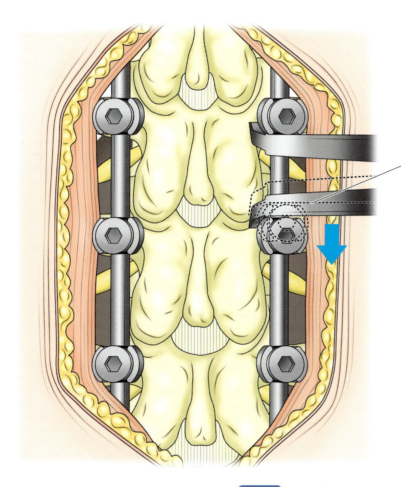

コンプレッション・
ディストラクション操作は
直視下にゆっくりと行う

図12 コンプレッション・ディストラクション時の注意

コンプレッション・ディストラクション時は，直視下にかかる力を感じながら操作する。機械的に強い力をかけると椎弓根骨折や緩みの原因となる。

多椎間固定では，ロッドベンディングが最も重要である。*In situ*固定ではアライメントが変わらないようにする。

矯正固定では，矯正阻害因子を十分に除去してから固定し，椎骨への負荷を軽減するように注意する。

固定力が弱いと判断されればクロスリンクやサブラミナテープ固定などを追加する 図13。

ロッドローテーションやcantileverなどでの矯正は極力避ける。

椎体間支持性獲得（PLIF/TLIF）の注意点

非透析患者よりも骨性終板が脆弱化していることが多いが，支持性獲得のためには脆弱な骨性終板を利用せざるをえない場合が多い。

軽くディストラクションし，ワーキングスペースを確保する。術前の評価に従い，終板処理は愛護的に行う。

ディストラクションした椎間より小さめのケージを選択し，終板破壊を避けるため，ケージは軽く打ち込む程度で設置する。

骨癒合獲得の注意点

骨癒合率は非透析患者に比べて低い。骨癒合率を上げるために，初期固定力を上げると同時に十分な骨移植を行う。可能であれば椎体間のほかに後側方にも骨移植を追加する。

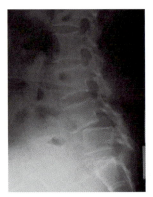
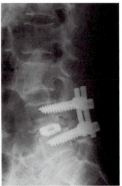
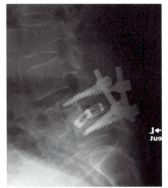
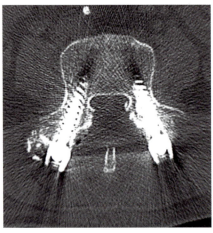
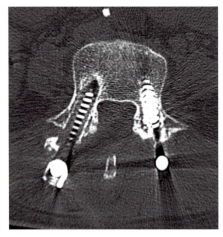

図13 スクリューが バックアウトした例

常に骨脆弱性を念頭に置く。初期固定力が十分でなければ，クロスリンクやサブラミナテープ固定の追加を考慮すべきである。

5 複数回手術の可能性 図14

　透析脊椎症患者では，術後合併症の発生率が高いことや，固定術での骨癒合遷延など短期の手術成績は非透析患者に比べて悪い。しかし，合併症を回避できれば，非透析患者と同様に神経症状，ADLは改善する。

　最近では透析治療も進歩し，脊椎手術患者でも長期の生命予後が期待できるようになり，10年以上生存する患者も多くなっている。脊椎手術患者の中・長期成績も明らかになってきた。中・長期的にみると，ADL維持のために脊椎の追加手術が必要となる場合が非透析患者に比べて多い。

　手術から数年以内の短期に，新たな臨床症状の出現や再悪化がみられることも珍しくない。透析治療が続くことでの脊椎の変化に加え，除圧術後は不安定性の出現，固定術後の隣接椎間への負荷増大が影響している。

　術後も慎重に経過を観察し，外固定装具処方など，脊椎への負荷を軽減するような生活指導も必要である。

コツ&注意 NEXUS view

　術前から病態を十分に説明し，ADL維持には追加手術が必要となる可能性を患者・家族に説明しておくことが，再悪化時の治療をスムーズに進めるうえで重要である。

a
b

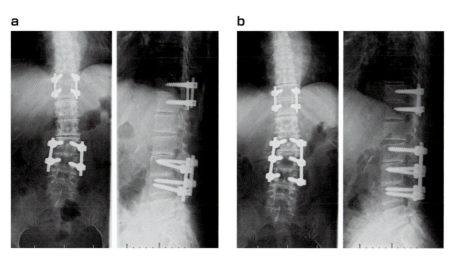

c
d

図14 腰椎複数回手術の施行例

50歳，女性。HD 7年，腎移植10年，その後透析を再導入した。L3/4 DSAによりL3/4にPLIF（初回手術）を施行した。

a：初回手術後4年。T11/12 DSAによりT11/12にPLF（2回目手術）を施行した。

b：初回手術後6年。L2/3 DSAにPLIFを追加（3回目手術）した。

c：初回手術後7年。L4/5にPLIFを追加（4回目手術）した。

d：初回手術後10年。胸腰椎間に固定を追加（5回目手術）した。

文献
1）加藤義治. わが国における慢性透析療法の現況と透析脊椎症手術の問題点. 日脊椎脊髄病会誌 2005；16：461-71.
2）久野木順一. 透析性脊椎症の病態と治療. 腎と透析 2008；64：8-13.
3）安藤智洋，佐藤公治，鈴木喜貴，ほか. 腰椎透析脊椎症に対する脊椎固定術の成績. J Spine Res 2017；8：237.
4）片山良仁，佐藤公治，安藤智洋. 腰椎透析脊椎症に対する脊椎固定術の成績. J Spine Res 2014；5：1016-9.

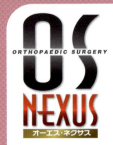

I．合併症回避の技

PJKとPJF(後弯矯正術)の回避

慶應義塾大学医学部整形外科学　**八木　満**

Introduction

　脊柱変形の手術療法の目的は，良好な体幹バランスを得ることと，十分な神経の除圧を行うこと，そして骨癒合を得ることである。成人脊柱変形に対する矯正固定術の合併症発生率は30〜40％に達し，2年以内に再手術が必要となる患者の割合は約20％と報告されている[1,2]。

　そのなかで近位隣接椎間後弯変形（proximal junctional kyphosis；PJK）とPJKによる臨床症状を有する近位隣接椎間後弯障害（proximal junctional failure；PJF）は，いずれも近年重大な術後合併症として認識されている。

術前情報

●定義

　PJKは特発性側弯症やScheuermann病に対する後方矯正固定術後に発生するX線像上の合併症として報告され，成人脊柱変形に対する矯正固定術後に高率に発生する術後合併症として注目されている[2]。特に症状を有するPJFは背部の痛みのみならず，ときに脊髄麻痺などの重篤な症状を呈するため，成人脊柱変形の術後合併症として深刻な問題となっている 図1 [2]。

PJKの定義

①立位脊椎全長X線側面像において，固定最上位椎体（upper instrumented vertebra；UIV）の遠位終板とUIVの2椎体近位の椎体の近位終板のなす角（近位隣接椎体後弯角）が10°以上である。

②近位隣接椎体後弯角が術前と比較して10°以上増悪している。

PJFの定義

　PJFは臨床症状を有する合併症を意味する。臨床症状を有するPJKをPJFと定義することに関しては広く受け入れられているが，定義の詳細に関してはいまだ議論の余地がある。

　Hartらは症状があり再手術を要したPJKに加えて，近位隣接椎体後弯角20°以上のPJKをPJFと定義している[1]。

　一方，著者ら[2]は痛みや神経症状などの愁訴のために再手術を要したPJKをPJFと定義している。

　ここでは痛みや神経症状などの愁訴のために再手術を要したPJKをPJFと定義した。

●PJKとPJFの病態

　PJKの臨床的な意義に関しては，いまだに議論の余地がある。PJKは発生頻度が高いものの臨床成績に与える影響は多くないとされているが[1]，一方でPJKのタイプや近位隣接椎体後弯角の大きさによっては，疼痛や麻痺などの症状を呈する[1,2]。

　PJKは脊柱変形に対する矯正固定術だけでなく，腰椎すべり症に対する後方固定術や脊椎圧迫骨折に対する固定術など，脊椎固定術後に広く発生する共通の合併症である。そのなかで脊柱変形に対する矯正固定術では，しばしば脊椎の矢状面アライメントを大きく矯正することから，隣接椎間には大きな物理的ストレス（応力）が生じる 図2 。

　PJKはさまざまな因子が複合的に影響した結果発生するが，病態としては次の3つに大別することができる[2]。

　タイプ1：後方支持組織の破綻

　タイプ2：骨組織の破綻（近位隣接椎体またはUIVの骨折）

　タイプ3：UIVのインプラントの骨への固定性の破綻（フックの脱転または椎弓根スクリューの弛み）

　これらのうち後方支持組織の破綻によるPJK（タイプ1）は，近位胸椎で比較的頻度が高く，後弯の進行のため前方注視の困難や痛みが生じうることが報告されている。

　フックの脱転や椎弓根スクリューの弛みによるPJK（タイプ3）は，多くの場合無症状あるいは違和感のみであり，再手術を要するPJFとなることは少ない[2]。

a 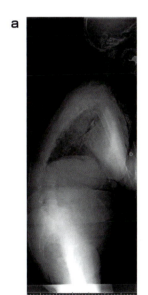　b 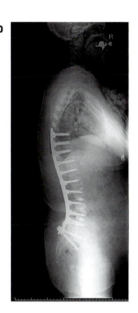　c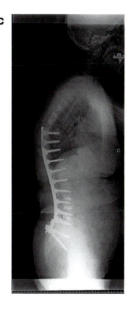

図1　典型的なPJK

62歳，女性。Schwab-SRS分類type N, global alignment（GA）＋＋, pelvic incidence-lumbar lordosis(PI-LL)＋＋, pelvic tilt(PT)＋＋。後方矯正固定術(T9-腸骨)を施行した。近位隣接椎間の後弯角が進行している。

a：術前
b：術直後
c：術後2年

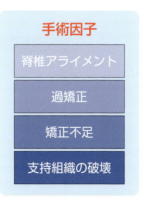

患者因子	手術因子
骨密度	脊椎アライメント
下肢の可動域制限	過矯正
筋力？	矯正不足
姿勢反射？	支持組織の破壊
歩容？	

図2　PJK/PJFの要因

Fast Check
❶骨組織の破綻によるPJK（タイプ2）は，下位胸椎に多くみられ，脊髄麻痺などの重篤な障害を発生するPJFとなるリスクが高い。
❷下位腰椎で十分な前弯をつくることが重要である。
❸ロッドの先端を十分後弯にすることが重要である。

手術手技

PJK/PJFの発生には多様な因子が複合的に影響していると考えられており，さまざまな危険因子が諸家より報告されている。発生のリスクを正しく理解し，リスク症例に対して可能なあらゆる予防策を講じることが重要である。

これまでに低骨密度，術前の腰椎前弯の消失とpedicle subtraction osteotomy（PSO）などによる大きな腰椎矢状面アライメントの矯正などが，複数の論文で危険因子として報告されている[1,2]。

1 ロッドのcontourによる回避

手術においては後方の支持組織を十分に温存することと，ロッドをcontour（コンツアー）させるときにはflat benderなどを用いてロッドの先端部まで十分弯曲させ，なおかつロッドの先端部の弯曲の角度が生理的なUIV付近の後弯角よりもやや大きくすることが重要である 図3。

> **コツ&注意 NEXUS view**
>
> 後弯を矯正する手術で，なおかつロッド先端のcontourがUIV付近の後弯角よりも小さい場合には，隣接椎間で後弯を生じる危険性がきわめて高い。

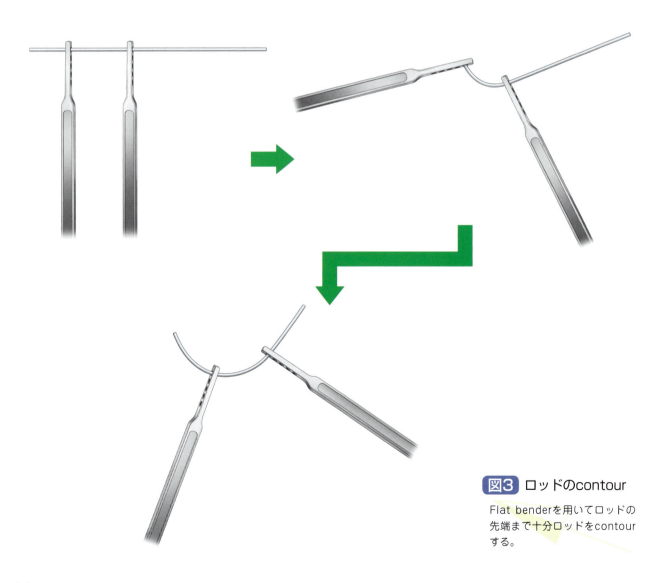

図3 ロッドのcontour

Flat benderを用いてロッドの先端まで十分ロッドをcontourする。

2 後方支持組織の温存による回避

　後方支持組織は，可能であればUIVより遠位の2椎体程度を温存するほうが力学的に安定する 図4 （広範囲固定術では応力がUIVとUIV＋1の間の棘上靱帯と棘間靱帯に集中するため，UIVの棘突起のみ残しただけでは骨折を起こすリスクが増すため）。

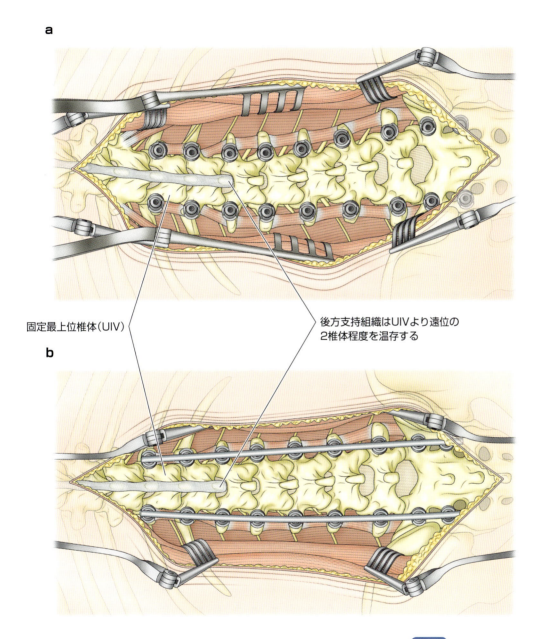

a

固定最上位椎体（UIV）

後方支持組織はUIVより遠位の
2椎体程度を温存する

b

図4 **後方支持組織の温存**

後方支持組織は可能であればUIVより遠位の2
椎体程度を温存するほうが力学的に安定する。
a：ロッド固定前
b：ロッド固定後

有限要素モデルを用いた検討

　棘上靱帯や棘間靱帯などの後方支持組織に対する手術侵襲は定量が困難な因子であるが，生体力学的研究でその重要性が報告されている。

　胸椎の後方固定術の有限要素モデルでは，棘上靱帯や棘間靱帯，関節包などの後方支持組織を破壊した際に，近位隣接椎間板にかかる軸圧や前屈時の椎体の変位の大きさを計算すると，それぞれ20〜50％程度増大する。

　著者ら[3]は人体全身有限要素モデル（active THYMUS）を用いた検討で，UIVが近位胸椎の場合には応力の集中は主に後方支持組織に起こり，UIVが下位胸椎の際には応力の集中は後方支持組織に加えて，UIV，UIV＋1，2，3，4の椎体とその前壁にも生じるため，UIVが近位胸椎の場合には後方支持組織の強化を，UIVが下位胸椎の際には後方支持組織の強化に加えて全椎体の骨強度を改善させる予防策を用いることが重要であると報告している 図5 。

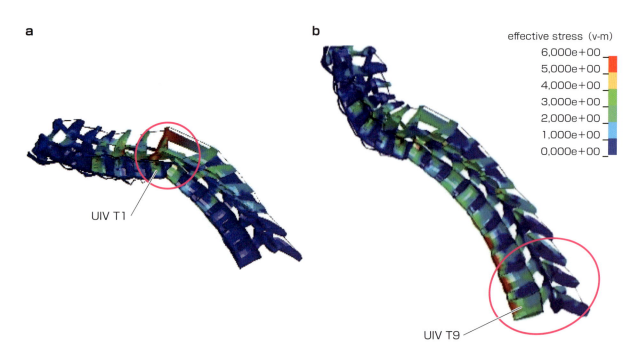

a

b

effective stress（v-m）

6,000e+00
5,000e+00
4,000e+00
3,000e+00
2,000e+00
1,000e+00
0,000e+00

UIV T1

UIV T9

図5 人体全身有限要素モデル（active THYMUS）を用いたPJKの検討

UIVがT1では応力は主に後方支持組織に集中している（a丸印）。UIVがT9では応力の集中は後方支持組織に加えてUIV，UIV＋1，2，3，4の椎体とその前壁にも生じている（b丸印）。

3 下位腰椎前弯の獲得による回避

下位腰椎による矯正

　腰椎前弯の矯正においては，その主な部分は下位腰椎（L4-仙骨まで）で行い，L1-L4では大きな前弯獲得のための矯正は行わない。このことは生理的腰椎前弯の60〜70％が下位腰椎で形成されていることを省みて，生理的前弯の形態（ひらがなの「く」の字ではなく「し」の形 **図6**）に近付けることが，結果として胸腰椎移行部後部での前弯から後弯への切り返しをなだらかにして近位隣接椎間の応力集中を分散させるだけでなく，pelvic tilt（PT）を小さくすることになり，術後骨盤後傾が残存するために体幹全体がnegative balanceになることの代償として発生するPJKを減少させることになる（下位腰椎で前弯を獲得することで仙骨の前傾角を改善する）。

　文献的には術前のsagittal vertical axis（SVA）が大きく，PI-LLの不一致が著明である場合にこれらを矯正すると，術直後に骨盤が後傾することを代償するためにPJKが発生するとされている。

矯正角度

　矯正角度としては，腰椎前弯角の30°以上の矯正や術前の大きな胸椎後弯角が危険因子として報告されている。また近位隣接椎間後弯角に対してロッドの先端の後弯角が不足するとPJKを起こすため，十分にロッドの先端を後弯にすることが推奨されている。

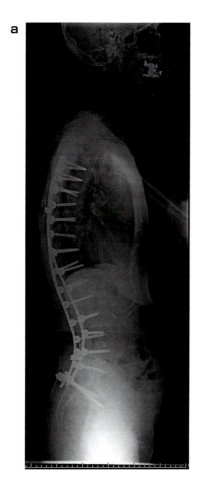
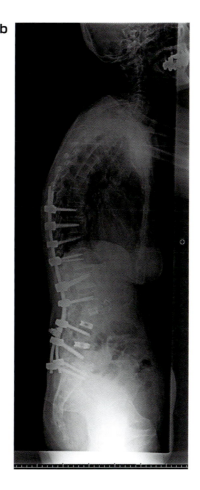

図6 腰椎アライメントの形態

a：下位腰椎に十分な前弯があり，PTは減少している。

b：L3 pedicle subtraction osteotomy（PSO）の症例。下位腰椎に十分な前弯がなく，PTは残存している。

91

4 UIVのインプラントの種類の選択

UIVのインプラントの種類に関しては，いまだ明らかな結論には至っていない。

Hassanzadehら[4]がUIVのインプラントに横突起フックまたは椎弓根スクリューを使用した47人の成人脊柱変形患者を対象に調査を行い，UIVに椎弓根スクリューを用いた症例ではPJKの発生頻度は29％であったのに対し，横突起フックを用いた症例ではPJKは発生せず，UIVに横突起フックを使用することは回避法として有効であると報告している。

一方で，胸腰椎移行部では横突起は小さく，横突起フックは脱転しやすいため，一度PJKを生じるとPJFに移行しやすいとの報告もある。

5 Compressionとdistraction

椎体間のいわゆるcompressionとdistractionに関しては，原理としてcompressionは後方を短縮するため前弯を作り，distractionは後方を伸長するため後弯を形成することを念頭に置く必要がある。

UIVにcompressionをかければUIVとUIV＋1の間には逆にdistractionされる力が働き，この力がPJKを起こすと考えられるため，UIVのcompressionは避けなければならない。

近年reduction screwやデバイスを用いた手技は広く行われているが，UIVをこれらの方法でreductionしてロッドに椎体を設置すれば，UIVを後方に引き上げる力が働き，PJKを起こす原因となるので避けるべきである。前述のロッドのcontourと合わせて，矢状面の矯正は少なくともUIVの1椎体遠位までで終えて，UIVの高位ではロッドは椎弓根スクリューヘッドのなかに自然と収まっている状態にするように行うことが大切である。

6 予防的tethering

Bessら[5]は，近位隣接椎体を高密度ポリエチレンテープでUIVと固定した有限要素法モデルの検討を行い，近位隣接椎間板にかかる軸圧や前屈時の椎体の変位の大きさは有意に減少しており，PJKの回避法として有効であると報告している。

著者らは，後方支持機能の強化のために高密度ポリエチレンテープを近位隣接椎体の椎弓下に挿入し，これをUIVの椎弓根スクリューに固定する方法や，近位隣接椎体とUIVを高密度ポリエチレンテープで固定する方法（UIV＋1のtethering）を用いている 図7 。

7 PJKとPJFの手術以外の回避法

術中の工夫に加えてPJKとPJFの予防を考えるうえで，その病態を理解し，病態に応じた回避法を講じることが重要である。PJFでは再手術後の再PJFが高率に生じることからも，一度発生すると複数回の手術を要する場合が多いことからも回避策は非常に重要である。

これまでに諸家からさまざまな回避策が報告されている。Martinら[6]は41人の成人脊柱変形患者に対する手術の際に，UIVの近位2椎体にセメントを注入し補強を行うと，PJKとPJFの発生率はそれぞれ8％と5％の低値になり，回避策として有効であると報告している。しかし，術後5年経過した時点ではPJKの発生頻度に差がなく，おそらく術直後のPJF発生頻度は改善させられるものの，長期的にはセメント注入ではPJKの発生を回避することはできないと報告している。

著者ら[7]は手術を行った44人の骨密度が低い成人脊柱変形患者［大腿骨頚部骨密度検査（dual-energy X-ray absorpfiometry；DXA）でT-score −1.0以下］に対してテリパラチドを投与し，対照群33例と比較した結果，テリパラチド投与群では骨折によるPJKの発生率を有意に減少させたと報告している。

　PJKが発生した後にPJFにならないための工夫も非常に重要であるが，現時点では明らかに効果がある回避策はない。テリパラチドの投与は，近年骨折部の骨強度の増加効果が報告されており，椎体の圧壊によるPJFへの移行を予防する可能性がある。著者らは術前に大腿骨頚部骨密度，家族歴やfracture risk assessment tool（FRAX®）の骨折リスク評価などから患者の椎体骨折リスクを十分に検討し，リスク症例にはテリパラチドを術前から原則2年間投与している。

UIV　　　　UIV＋1

a

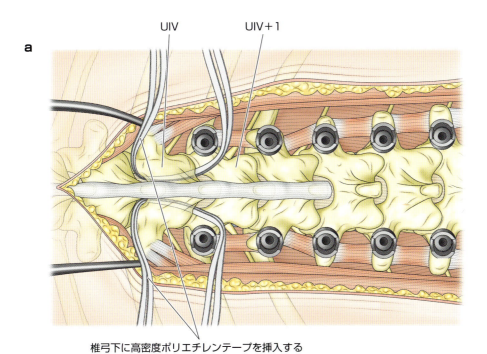

椎弓下に高密度ポリエチレンテープを挿入する

b

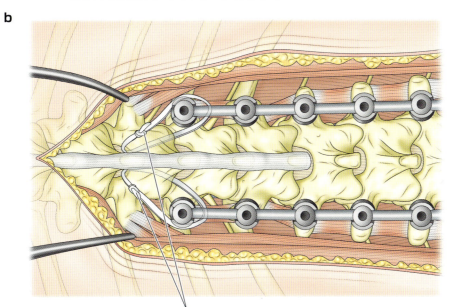

高密度ポリエチレンテープでUIVとUIV＋1を固定する

図7 高密度ポリエチレンテープを用いたUIVとUIV＋1のtethering

UIVとUIV＋1の椎弓下に高密度ポリエチレンテープを挿入し固定する。UIVの棘間靱帯の切除は最小限にとどめる。
a：固定前
b：固定後

8 PJKとPJFの危険因子と発生予測

　Scheerらは，18歳以上の隣接椎間障害（adjacent segment disease；ASD）を対象として，既知のさまざまな術前の危険因子からPJFの発生予測モデルを作成し，その予測精度は86％であったと報告している。

　著者らは，対象をPJFの発生頻度の高い50歳以上のASDに限定し，大腿骨頚部骨密度を危険因子に加えることで，精度98％のPJF予測モデルを作成し，術前リスクアセスメントに用いている。

　PJKは，成人脊柱変形に対する矯正固定術後の合併症として頻度の高い合併症であり，PJFは，背部の強い痛みや脊髄麻痺などの重篤な症状を呈する深刻な合併症である。

　PJKは，多様な因子が複合的に影響して起こる合併症であり，一度発生するとその多くで再発を繰り返し，現時点で完全に回避する方法はない。しかし，術前にPJK/PJFの発生を予測し，リスク症例にはあらゆる回避策を講じて治療に臨むことが重要である。

文献
1）Hart RA, McCarthy I, Ames CP, et al. Proximal junctional kyphosis and proximal junctional failure. Neurosurg Clin N Am 2013；24：213-8.
2）Yagi M, Rahm M, Gaines R, et al. Characterization and surgical outcomes of proximal junctional failure in surgically treated patients with adult spinal deformity. Spine （Phila Pa 1976）2014；39：E607-14.
3）Yagi M, Naka Y, Iwamoto M, et al. Pathomechanics of PJK/PJF PJK. 札幌：第51回日本側弯症学会；2017.
4）Hassanzadeh H, Gupta S, Jain A, et al. Type of Anchor at the Proximal Fusion Level Has a Significant Effect on the Incidence of Proximal Junctional Kyphosis and Outcome in Adults After Long Posterior Spinal Fusion. Spine Deform 2013；1：299-305.
5）Bess S, Harris JE, Turner AW, et al. The effect of posterior polyester tethers on the biomechanics of proximal junctional kyphosis：a finite element analysis. J Neurosurg Spine 2017；26：125-33.
6）Martin CT, Skolasky RL, Mohamed AS, et al. Preliminary Results of the Effect of Prophylactic Vertebroplasty on the Incidence of Proximal Junctional Complications After Posterior Spinal Fusion to the Low Thoracic Spine. Spine Deform 2013；1：132-8.
7）Yagi M, Ohne H, Konomi T, et al. Teriparatide improves volumetric bone mineral density and fine bone structure in the UIV＋1 vertebra, and reduces bone failure type PJK after surgery for adult spinal deformity. Osteoporos Int 2016；27：3495-502.

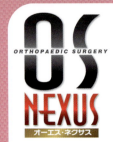

同部位椎間板再発ヘルニアの再手術

広島市立安佐市民病院整形外科　**藤原　靖**

Introduction

　腰椎椎間板ヘルニア摘出術の成績はおおむね良好であるが，再発による再手術も少なくない。

　当科では1980年の開設当初から手術用顕微鏡を導入し，これまでに2万例近い脊椎脊髄手術を行ってきた。顕微鏡視下手術では小切開でも明るく拡大された三次元的視野が得られ，椎間板ヘルニアにおいても安全かつ確実に摘出可能であるが，それでも再発・再手術を防ぐことはできていない。

　従って椎間板ヘルニアの再手術は脊椎外科医にとっては必須の手術手技である。

術前情報

●腰椎の構造

　基本的なことであるが，本項で関係のある下記3点について確認しておく。

①側面からみると，尾側椎弓根のすぐ頭側に椎間板がある 図1a 。

②背面からみると，尾側椎弓上縁（図1b 点線）は椎弓根中央部付近に位置する。

③尾側椎弓根上縁レベルでの横断像をみると，上関節突起内側縁が張り出していわゆる外側陥凹を形成し，その腹側に黄色靱帯と神経根が位置する 図1c 。

●術前診断

　主訴は通常腰痛下肢痛であり，下肢痛の部位などから障害高位を推定し，MRIで対応する椎間に異常があるか確認する。

　基本的には初回ヘルニアと同様であるが，再発ヘルニアの病態はより複雑であり，①不安定性の有無，②脊柱管狭窄の合併，③椎間孔狭窄の合併，④椎間板ヘルニア以外の疼痛，などに注意する。

不安定性の有無

　再発例では椎間不安定性を伴っていることがある。椎間関節内側部分切除がどの程度まで許容されるかについては議論があるが，初回手術で椎間関節内側縁が椎弓根内側まで切除されていると 図2a ，横断像では前後方向へ制動する部分はほとんど残らないことから 図2b ，前後方向への不安定性が危惧される。さらに下関節突起の過剰切除によって下関節突起骨折を起こし 図2c ，高度の側弯を生じた症例も経験した。

　こうした症例では固定術の併用を検討する必要があるので，動態X線像やCTなどでしっかり確認する。

脊柱管狭窄の合併

初回手術時は典型的な椎間板ヘルニアであっても，再発時には加齢に伴って脊柱管狭窄が合併して腰痛・下肢痛を生じる症例も少なくない。その場合ヘルニア摘出は不要で，後方除圧だけで十分なことも多い。

下肢痛が腰椎前屈や座位で誘発されれば椎間板ヘルニアによる前方圧迫が主体で，後屈や歩行で誘発されれば黄色靱帯肥厚などの後方要素による圧迫と考えられる。最終的には術中判断でヘルニアを摘出するか判断するものの，術前にヘルニアによる症状かどうか判断しておく。

脊柱管狭窄合併例や中心型椎間板ヘルニア例などの両側狭窄例では，症状が片側性でも積極的に両側除圧を行っている。術後反対側に下肢症状が出て手術が必要になる症例が少なくないこと，両側除圧と片側除圧の間で大きな手術侵襲の差がないことなどが理由である。

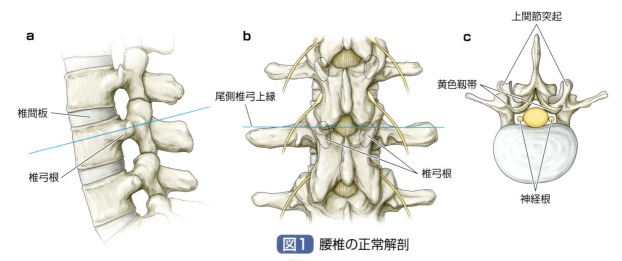

図1 腰椎の正常解剖

a：側面からみると，尾側椎弓根のすぐ頭側に椎間板がある。
b：背面からみると，尾側椎弓上縁（点線）は椎弓根中央部付近に位置する。
c：尾側椎弓根上縁レベルでの横断像をみると，上関節突起内側縁が張り出していわゆる外側陥凹を形成し，その腹側に黄色靱帯と神経根が位置する。

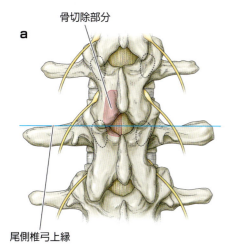
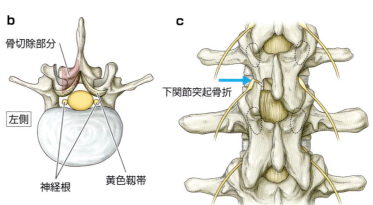

図2 初回手術で腰椎椎間関節が過剰切除されている場合の問題点

a，b：椎間関節内側縁を椎弓根内側まで切除すると横断像では前後方向へ制動する部分はほとんど残らず，前後方向への不安定性が危惧される（ここでは，便宜上横断像の左を左側として表示している）。
c：下関節突起の過剰切除によって下関節突起骨折（矢印）を起こすと，高度の側弯を生じることがある。

当科では正中進入で黄色靱帯を一塊として摘出することによって，椎間関節を温存する独自の除圧術式であるsemi-circumferential decompression（SCD）　図3 を1991年から行っており，黄色靱帯を椎間関節腹側から鋭匙で掻き出すようにして一塊として摘出するのが特徴である。成書[1~4]に詳述しているので参照にされたい。

椎間孔狭窄の合併

　同じ椎間板ヘルニアによって同椎間での椎間孔内・外神経根絞扼が起こることもあるが，異なる椎間で椎間孔狭窄をきたすことも珍しくない。椎間孔狭窄では側屈で下肢痛が誘発されること，神経根造影像やMRI傍矢状断像や冠状断像での神経根圧迫などに注意する。椎間孔狭窄があれば外側開窓を行う必要があり，手術術式がまったく異なるため鑑別が重要だが，容易ではないので注意を要する。

椎間板ヘルニアが原因ではない疼痛

　画像上再発椎間板ヘルニアが疑われる所見があっても，それが痛みの原因でないこともある。内臓痛や骨転移による局所痛なども念頭に置いておく。また，既往椎間板ヘルニアの遺残性神経障害も念頭に置く必要がある。痛みやしびれの局在は同じなので，腰椎肢位や動作による下肢痛誘発の有無に注意する。他院で初回手術を施行されている場合は経過がわからないので要注意である。

　身体表現性障害にも注意する。例えば夜間疼痛による不眠を訴える症例の場合，実際には不眠の結果として夜間痛が増強していることがしばしばある。不眠や不安に対する治療によって疼痛そのものが改善することもあるので，患者の了解が得られれば内服加療を試してみることも1つの方法である。

●顕微鏡視下ヘルニア摘出術の手術計画

基本コンセプト

　顕微鏡視下ヘルニア手術の目的は再発椎間板ヘルニアを摘出し，神経根を除圧することであるが，再発ヘルニア手術では瘢痕や癒着のためにヘルニアと神経根や硬膜との境界が不明瞭であることが多く，特に瘢痕と神経根や硬膜の間を剝離するのは顕微鏡視下手術であっても危険が大きい。

　そこで，再摘出のポイントは，"discectomy before herniotomy" 図4 ということである。すなわち，ヘルニアと神経根周囲の癒着が強い場合，あえてヘルニアを摘出する前に椎間板本体の母髄核を摘出して内減圧することである。内減圧すると脱出ヘルニアの緊張が緩んで神経根の境界が明瞭となるので，容易に遊離脱出したヘルニア塊を摘出できる 図4b 。

　次の問題は「どうやって瘢痕のなかで椎間板本体をみつけるか？」ということだが，尾側椎弓根をみつけて内側・頭側を鋭匙で剝がしていけば，頭側にある椎間板に容易に到達できる。尾側椎弓根をみつけるためには上関節突起内側縁を同定し，その腹側の軟部組織を剝離していけばよい。この手順を理解しておけば，椎間板ヘルニア再摘出術は決して難しくない。

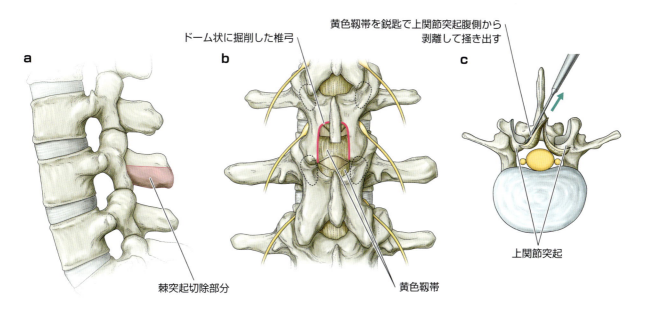

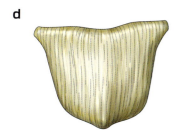

図3 Semi-circumferential decompression（SCD）

a：棘上・棘間靱帯を正中で切開して棘突起を部分切除する。

b：頭側椎弓をドーム状に掘削し，尾側椎弓も一部切除して黄色靱帯を遊離させる。

c：外側では椎間関節を完全に温存しつつ，黄色靱帯を鋭匙で上関節突起腹側から剥離して掻き出す。

d：一塊として摘出された黄色靱帯。

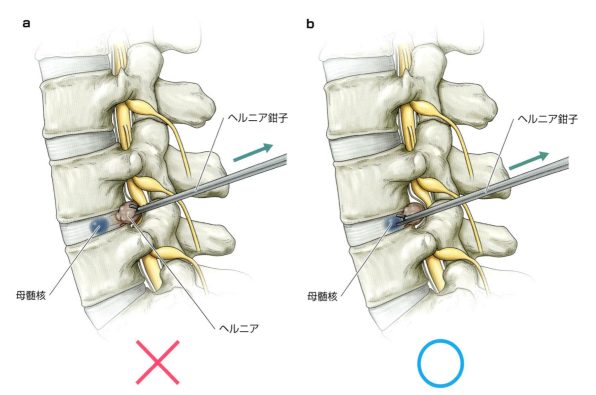

図4 再発腰椎椎間板ヘルニア摘出術（discectomy before herniotomy）の基本コンセプト

a：最初にヘルニアを摘出しようとすると，瘢痕と神経根・硬膜が癒着している症例では危険である。

b：最初に母髄核摘出を行うと，神経根・硬膜の緊張が緩み，瘢痕との間が剥離しやすい。

骨切除範囲の決定

一般的な片側下肢痛が主訴で，脊柱管狭窄がない症例では片側開窓を行う。椎間板ヘルニア摘出術における著者らが至適と考える骨切除範囲を 図5a に示す。基本的には初回ヘルニアであっても再発ヘルニアであっても同様である。

外側の骨切除範囲が最も重要であり，関節面を含まない下関節突起内側縁は削る必要があるが，椎間関節の関節面は完全に温存する。片側開窓の場合，棘突起が視野の妨げになるので一部切除する。また，上関節突起腹側の黄色靱帯は鋭匙を用いて掻き出すようにして摘出することもポイントである 図5b 。

頭側は，椎間板内部を十分郭清するために，「椎間板上縁の延長線」までの椎弓切除が基本である 図5c 。ただし，黄色靱帯が肥厚して脊柱管狭窄をきたしていれば「黄色靱帯頭側縁」までの除圧が必要になる 図5d 。ヘルニアが頭側へ脱出している場合，「ヘルニア頭側縁」まで骨切除する 図5e 。頭側端が確実に確認できない状態で手術すると，予想以上に大きなヘルニアが残存することがある。頭側偏位が大きい場合，椎弓切除が必要となることもあるが，それでも頭側端を確認したほうが安全である。

尾側椎弓は通常の初回ヘルニアではほとんど削る必要はないが，ヘルニアが下垂している症例ではヘルニア下縁まで骨切除する。再発ヘルニアでは椎弓根にアプローチするために尾側椎弓を少し削って正常硬膜を確認し，外側へ剥離していくと容易なので，ここは最初の足がかりとなる部分である。

以上を踏まえて，手術に先立ちX線像やCTなどで前回手術の骨切除範囲を確認しておく。特に3D-CT再構成像が有用である。またMRIで黄色靱帯がどこまで残っているか確認する。

●重要な手術機器

ダイヤモンドバー

著者らはスチールバーを使わず，ダイヤモンドバーのみを使っている。ダイヤモンドバーによる熱損傷を危惧する声もあるが，イリゲーションを用いれば問題はなく，それよりもスチールバーによる巻き込みのほうが恐ろしい。

鋭匙

手術において著者らが最も多用するのは鋭匙である。鋭匙の縁は鋭い歯になっているが背面は鈍であり，鋭的剥離にも鈍的剥離にも使える。ただし，瘢痕のなかで使う際には，骨にしっかり当てて軟部組織を骨から削ぐように努める。固く結合した軟部組織と軟部組織の間を鈍的に剥離しようとすると，硬膜や神経根損傷の原因になる。「鋭匙は刃物である」という意識を大事にしたい。

手術用顕微鏡

顕微鏡の利点は，狭い術野であっても明るく拡大された三次元的視野が得られることであるが，個人的には拡大そのものはそれほど重要ではない。重要なのは，術者と助手の視野と光源が同一光軸で得られることである。肉眼あるいはルーペの手術では，しばしば術者と助手の頭がぶつかってしまうことを経験するが，顕微鏡であれば双方が同じ視野をみることが可能であり，助手が100％手術を介助することが可能になる。

100

　内視鏡では二次元的視野であること，助手が手術に参加しにくいことなどの問題がある。簡単な手術は術者自身の2本の手で可能だが，再発ヘルニア摘出などの難しい手術では，助手の手を含めた4本の手が使えるほうが有利である。

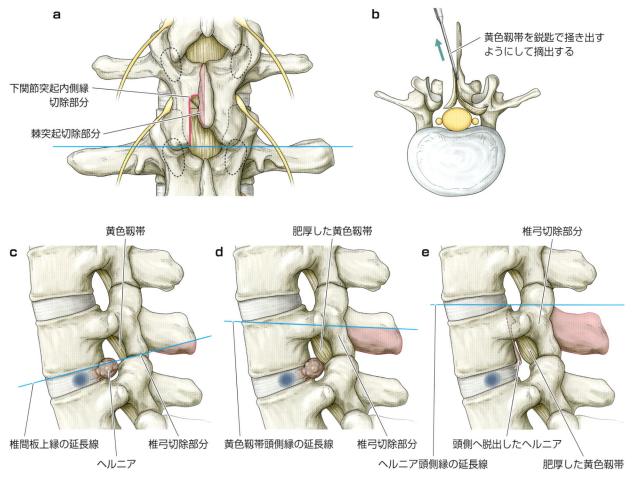

図5 片側型腰椎椎間板ヘルニア摘出術における至適骨切除範囲

基本的には初回ヘルニアであっても再発ヘルニアであっても同様である。
a：背側からみたところ。外側は関節面を含まない下関節突起内側縁は削るが，椎間関節関節面は完全に温存する。棘突起が視野の妨げになるので一部切除する。
b：上関節突起腹側の黄色靱帯は鋭匙を用いて掻き出すようにして摘出する。
c〜e：頭側椎弓切除縁
　c：単純な椎間板ヘルニアでは，「椎間板上縁の延長線」までの椎弓切除が基本である。
　d：黄色靱帯が肥厚して脊柱管狭窄をきたしていれば「黄色靱帯頭側縁」まで切除する。
　e：ヘルニアが頭側へ脱出している場合，「ヘルニア頭側縁」まで椎弓切除が必要である。

 Fast Check
❶再手術においては，ヘルニア摘出よりも先に髄核摘出を行うと安全である。
❷椎間板の同定の際は尾側椎弓根を参考にする。

一般的な片側開窓による再発ヘルニア摘出術について述べる。

1 体位

体位は腹臥位あるいは胸膝位で行う。胸膝位は体位をとるのが煩雑だが，椎間が広がるために手術そのものは容易である。皮切も小さくすることが可能なので，若年者には胸膝位を勧める。

2 皮切，展開

頭側棘突起に透視下にマークを刺入しておく。

皮切は最小3cmで可能だが，再手術の場合は少し広めにして4cm切開にするとやりやすい 図6a， 図6b。切開範囲の決定には術前透視で確認した椎間板の位置と傾斜を参考にして決定する。

皮切後に頭側棘突起と尾側棘突起の患側を剥離して椎弓を露出する。開創にはMcCulloch開創器を用いており，長さの異なるフックとブレードを自由に組み合わせることが可能で，内側はフック，外側はブレードを用いる 図6c。

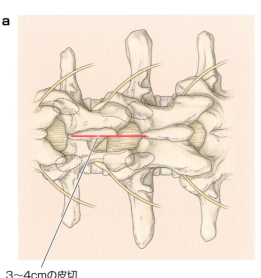

a

3〜4cmの皮切

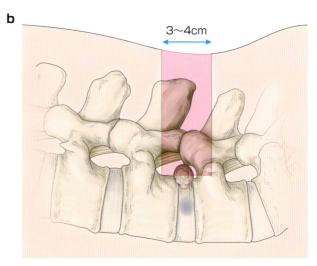

b

3〜4cm

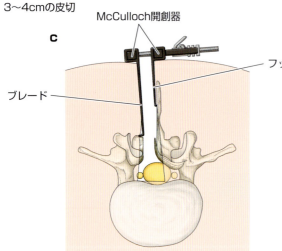

c

McCulloch開創器

フック

ブレード

図6 片側開窓における皮切

a：3cmでも可能だが，再発ヘルニアでは4cm程度切開するとやりやすい。
b：皮切の範囲の決定は椎間板レベルの位置も考慮して決める。
c：McCulloch開創器で内側にフック，外側はブレードを装着して展開する。

③ 片側開窓における骨切除

オリエンテーションの把握

　再手術においては瘢痕組織が椎弓間に充満しており，オリエンテーションを把握することが重要である。骨の輪郭は最も確実な指標であり，オリエンテーションを把握する前に拙速に骨切除してはならない。

追加骨切除

　前回開窓部の骨辺縁を完全に露出し，術前3D-CTなどと対比して，尾側椎弓根の位置，頭側にある椎間板の位置，脱出したヘルニアの位置，などを慎重に確認した後に，エアドリルを用いて術前計画通り追加骨切除を行う。

　前回手術時に適切な骨切除が行われていれば骨切除が必要ないと思われる場合もあるが，その場合でも瘢痕との境界をわかりやすくするためにも少し頭・尾側の骨切除を行って 図7a ， 図7b ，残存黄色靱帯や正常硬膜を一部露出できればそれがよい指標となる。

黄色靱帯と瘢痕の剥離

　次いで尾側椎弓根を探す。尾側椎弓上縁の腹側から黄色靱帯を剥離し，剥離を外側へ進めて上関節突起内側縁を同定し，その腹側を鋭匙で剥離していけば容易に尾側椎弓根に達する 図7c 。

　上関節突起腹側に黄色靱帯が残存していれば，できるだけ一塊として鋭匙で摘出し，瘢痕は上関節突起腹側から鋭匙で剥離して硬膜神経根とともに腹側へ避ける。

> **コツ&注意　NEXUS view**
>
> 瘢痕が分厚い場合は薄くしてもよいが，正常硬膜を参考にして危険のない範囲で薄くする程度にとどめる。

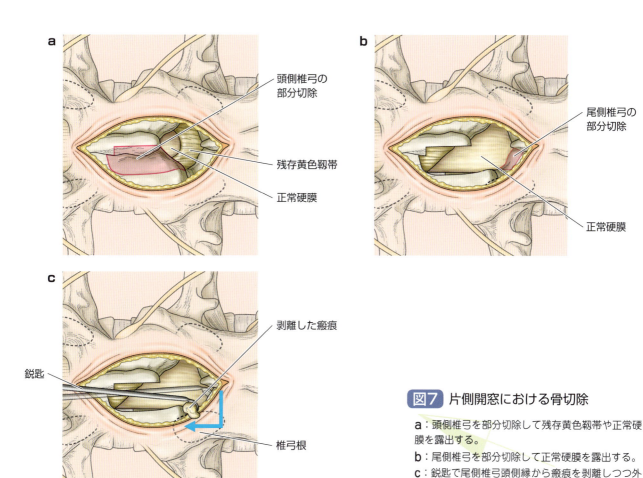

a
- 頭側椎弓の部分切除
- 残存黄色靱帯
- 正常硬膜

b
- 尾側椎弓の部分切除
- 正常硬膜

c
- 鋭匙
- 剥離した瘢痕
- 椎弓根

図7　片側開窓における骨切除

a：頭側椎弓を部分切除して残存黄色靱帯や正常硬膜を露出する。
b：尾側椎弓を部分切除して正常硬膜を露出する。
c：鋭匙で尾側椎弓頭側縁から瘢痕を剥離しつつ外側へ剥離を進め，椎弓根を同定する。

4 椎間板〜ヘルニア摘出

　上関節突起の腹側が十分に剥離できれば椎弓根が容易に同定できるので，その骨表面を鋭匙でしっかりと剥離しながら椎体後壁に達し **図8a**，その少し頭側で椎間板の膨隆を触知する **図8b**。

母髄核の摘出

　この時点で，瘢痕が軽度で神経根とヘルニアがはっきり確認できればヘルニア摘出をしてもよいが，再手術例では瘢痕のために境界が明瞭に確認できないことも多い。その場合ヘルニア摘出に固執せず，椎間板の表面を鋭匙で探索して前回後縦靱帯（posterior longitudinal ligament；PLL）を切開した摘出孔を探す。椎弓根の頭内側縁から鋭匙で探れば通常容易にみつかるので，みつかれば小髄核鉗子を挿入して内部から母髄核を摘出する **図8c**。

コツ&注意 NEXUS view

　鋭匙が骨から離れて軟部組織の間に入ると神経根や硬膜の損傷につながるので，確実に先端を骨に押しつけて操作することが重要である。
　摘出孔がみつからない場合は，神経根が存在しないことが確実な椎弓根のすぐ頭側内側で新たに椎間板を切開してもよい。

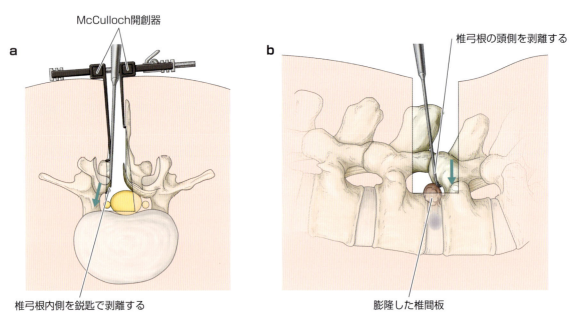

McCulloch開創器

a

椎弓根内側を鋭匙で剥離する

b

椎弓根の頭側を剥離する

膨隆した椎間板

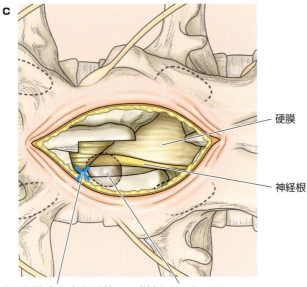

c

硬膜

神経根

後縦靱帯（PLL）切開部　　脱出したヘルニア

図8 片側開窓における椎間板〜ヘルニア摘出

a：椎弓根内側を鋭匙で剥離して椎体後面へ到達する。
b：椎弓根の頭側を剥離して膨隆した椎間板に到達する。
c：脱出したヘルニアが明らかに同定でき，神経根，硬膜との境界も明瞭であればすぐにヘルニア摘出に移ってもよいが，癒着があって境界が明瞭でない場合は前回手術時の後縦靱帯（PLL）切開部（×印）を探し，母髄核を摘出する。すると神経根の緊張が緩んでヘルニアとの境界が明瞭になってくるので，遊離脱出したヘルニアを容易に摘出できる。

　母髄核や脱出髄核が摘出されると神経根の緊張が緩み，それに伴って硬膜とヘルニアの境界も徐々に判別できるようになるのでヘルニアを摘出する。椎間板内の髄核切除については，単に脱出髄核のみを摘出すればよいという意見もあるが，著者らは椎間板内の遊離フラグメントも切除している。生理食塩水を椎間板内に注入してフラッシュし，スムーズに排液されるようになるまで母髄核の摘出を行う。

コツ&注意 NEXUS view

硬膜表層の瘢痕を切除したくなるが，無理に正常硬膜を露出しようとはしないほうがよい。どのみちまた瘢痕が形成されるので，薄くする程度にとどめる。

　以上の操作後にドレーンを留置して筋膜皮下を縫合し，皮膚を3M tapeで固定して手術を終了する。

　椎間板ヘルニアの初回手術は簡単なものと思われがちであるが，再手術率は10年で5～10％と腰部脊柱管狭窄症よりも高く，決して簡単な手術ではない。

　初回手術が脊椎外科専門医以外によってなされることも多いせいか，椎間関節が過剰切除あるいは過小切除されている症例を散見する。過小切除は追加除圧で対処できるが，過剰切除は除圧では対処できない。再手術の難易度に大きな違いが出るので，初回手術の除圧手技は非常に重要である。

　再発ヘルニアでは再手術の危険性を危惧して手術のタイミングが遅れがちで，神経根障害が慢性化してから手術となる傾向がある。関節の安定性が保たれた症例で再発ヘルニアを摘出する手術手技自体は，熟練した脊椎外科医が顕微鏡視下に行えば，さほど難しいものではない。疼痛が強く遷延する場合は早期に手術を考慮するべきと考える。

文献
1）馬場逸志, 河越宏之. 腰部脊柱管狭窄症に対する手術的治療. MB Orthop 1997；10（9）：49-57.
2）馬場逸志, 村上　健. 腰椎変性すべり症に対する固定術の是非. 臨整外 1997；32：1303-9.
3）Sumida T, Manabe H, Kobayashi K, et al. Semi-circumferential decompression（SCD）：Microscopic posterior decompression for lumbar spine. J Japanese Soc Spine Surg Relat Res 2007；18：662-4.
4）Fujiwara Y, Manabe H, Sumida T, et al. Facet Preserving Technique by En Bloc Flavectomy in Microscopic Posterior Decompression Surgery for Lumbar Spinal Stenosis：Semicircumferential Decompression（SCD）. Clin Spine Surg 2017；30：197-203.

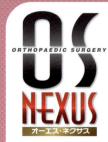

Ⅰ. 合併症回避の技

腫瘍脊椎骨全摘術（TES）における感染の回避

金沢大学大学院医薬保健学総合研究科整形外科学　村上　英樹

Introduction

　脊椎instrumentation手術のなかでも腫瘍脊椎骨全摘術（total en bloc spondylectomy；TES）は，①手術時間が長く，②手術侵襲が大きく，③挿入するインプラントが多く，④大きな死腔ができ，⑤術後の滲出液が多く（症例によっては髄液漏や乳び漏を合併），⑥前方と後方からの二期的手術となることもあるなど，術後感染の危険性が高い。

　さらに対象患者も，①担癌患者であり，②化学療法や放射線療法の既往があることも多く，そのような患者背景からも術後感染の危険性が非常に高くなってしまうことは否めない。

　以前に著者らがTESにおける深部感染の危険因子を検証したところ，単変量解析では，①長時間手術（10時間以上），②前後合併アプローチ，③ヨードコーティングインプラントの非使用が感染の危険因子であった。多変量解析では，前後合併アプローチは有意に術後感染の危険性が高く，ヨードコーティングインプラントの使用では有意に術後感染の危険性が低かった。

回避のための情報

準備のポイント	・手術室はなるべく広い部屋を使用する。
	・手術室への出入りは極力少なくするように，看護師や学生を教育する。
	・清潔な器械の準備における看護師の教育と，その監視は重要である。特に，体位交換の際に多くの看護師が入室して清潔覆布に触れたり，埃が舞うことのないように注意する。
消毒のポイント	・通常の消毒の前にはアルコール綿で切開予定部位を擦って清拭する。
	・担癌患者では術前に十分に体を洗うことができていない場合も多く，垢をきれいに落としておく。
抗菌薬使用のポイント	・手術室に入室後，手術開始前に抗菌薬（セフェム系第一世代）を1回1g投与する。

表1 術前回避

抗菌薬使用のポイント	・術中は3時間おきに抗菌薬（セフェム系第一世代）を1g投与する。
手袋使用のポイント	・手袋は3〜4時間ごとに替える。
術中洗浄のポイント	・感染予防のために頻回に術中洗浄を行うことはいうまでもないが，さらに著者らは，ポビドンヨード（イソジン）を希釈して洗浄している。文献的には100倍希釈でポビドンヨードは最も効果を発揮するといわれており，著者らは1,000mLの蒸留水［がんの手術の際には生理食塩水ではなく，蒸留水で必ず洗浄している。がん細胞のcontamination（汚染）予防が目的である］にポビドンヨードを10mL混ぜて術野の洗浄に使用している。

表2 術中回避

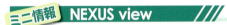

ミニ情報　NEXUS view

使用インプラント

　当教室ではチタン合金の表面に特殊技術を用いてポビドンヨードをコーティングする技術を開発した。脊椎分野においてもスクリュー，ロッド，ケージ，クロスリンクにポビドンヨードをコーティングして感染予防を目的に使用し，良好な結果が得られている（臨床研究として施行）。

　ただし，2017年10月現在は認可申請中で使用することができない。将来，認可が得られれば，感染回避の大きな武器になることは間違いない。

抗菌薬使用のポイント	・TESは感染の危険性の非常に高い手術であるため，抗菌薬はドレーンが抜けるまで使用している。基本的にはセフェム系第一世代を1日3回，1回1g使用している。
	・TESの場合，通常，ドレーン抜去は術後1週間前後になるため，抗菌薬の投与期間も1週間前後となる。その後，内服の抗菌薬は不要である。
点滴のポイント	・特に放射線照射後の患者では，末梢循環を改善するためプロスタグランジンE$_1$（PGE$_1$）製剤の術後持続点滴を行っている。実際には5日間程度，PGE$_1$製剤（プロスタンディン®注射用20μg，小野薬品工業）を1日6バイアルで24時間持続点滴している。
	・プロスタンディン®は末梢から投与すると血管炎を起こすため，中心静脈からの点滴が基本である。

表3 術後回避

トラブルシューティング

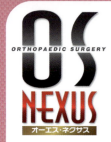

Ⅱ. トラブルシューティング

髄液漏を防ぐための
硬膜修復術

名古屋大学医学部整形外科学　**今釜　史郎**

Introduction

術前情報

　脊椎除圧術は慢性脊椎疾患における基本的な手術手技であり，広く行われている。除圧のためには骨や靱帯を切除して硬膜を確認する必要があるが，癒着などによる術中硬膜損傷が合併症の1つとして報告されている[1,2]。また，近年のMRI検査の普及により脊椎硬膜内腫瘍が容易に診断可能となり，手術症例も増加している。硬膜内腫瘍摘出には硬膜切開を要するが，硬膜修復が不完全であると，術後髄液漏や感染など重篤な合併症の原因となる。胸椎後縦靱帯骨化症や黄色靱帯骨化症に硬膜骨化を伴う症例では椎弓切除時に硬膜損傷のリスクが高く，脊椎再手術例でも癒着による硬膜損傷のリスクを伴う。学会主導の脊椎手術合併症調査では硬膜損傷が2.1％で，過去の調査より増加していると報告されている[3]。

　髄液漏は，①術後頭痛，②嘔気，③創瘉合不全，④深部感染，⑤髄膜炎などを発症するリスクであり，防ぐべき合併症である。大きな硬膜内腫瘍により硬膜が菲薄化した症例や再手術例では，単純に硬膜を縫合した後も髄液漏出が懸念され，大きな硬膜欠損を伴う手術に人工硬膜を使用した症例では，硬膜の一時閉鎖術に比べ髄液漏出を生じやすい。軟部組織が脆弱な症例，インプラント併用手術などデッドスペースが大きい症例では，髄液のプーリングや皮膚外への髄液漏出を容易に生じるため，髄液の漏出を防ぐ硬膜閉鎖手技と工夫が必要となる。

　ここでは，①硬膜切開後の硬膜縫合による硬膜閉鎖術，②人工硬膜を使用した硬膜形成術，③硬膜損傷を生じた際の髄液漏を防止する硬膜修復術それぞれについて解説する。

手術進行

硬膜内腫瘍摘出後の硬膜修復術
（硬膜閉鎖術）
1 硬膜縫合の緩みの防止
2 硬膜閉鎖部の被覆
硬膜内腫瘍摘出後の硬膜修復術
（ゴアテックス®人工硬膜を用いた
硬膜形成術）
1 人工硬膜の適応
2 ゴアテックス®の陥凹の解除
除圧術など小さな開窓術における
硬膜損傷に対する硬膜修復術
1 わずかな硬膜損傷に対する修復
その他
1 腰椎ドレナージの追加
　・大腿筋膜張筋などの筋膜パッチ

Fast Check

❶髄液漏を防ぐための硬膜修復では，硬膜を縫合する硬膜閉鎖術，あるいは人工硬膜を使用した硬膜形成術を選択する。

❷Tightな硬膜縫合に加え，ポリグリコール酸吸収性縫合補強材とフィブリン糊の使用が髄液漏防止に有効である。

❸髄液漏のリスクが高い症例には，執刀前の腰椎ドレナージ挿入も検討するとよい。

手術手技

硬膜内腫瘍摘出後の硬膜修復術（硬膜閉鎖術）

1 硬膜縫合の緩みの防止

　顕微鏡下に腫瘍全摘を確認後，硬膜閉鎖に移る。十分に洗浄後，硬膜内に残存物がないこと，縫合する硬膜部位に神経がないことを確認し，6-0 PROLENE（Ethicon社）糸を用いて顕微鏡下に縫合する。

　術者が患者左側に立つ場合，まず右側（患者尾側）の硬膜切開端を3〜4回結紮縫合（第1回の交差を2回とする外科的結紮を含む）後，右から左へ連続縫合を行う **図1a**。単純連続縫合の幅は2mmほどのピッチでかまわないが，knotが緩まないように2〜3回に一度，糸をクロスさせる，かがり縫合（インターロッキング縫合）を混ぜるとよい **図1b**。

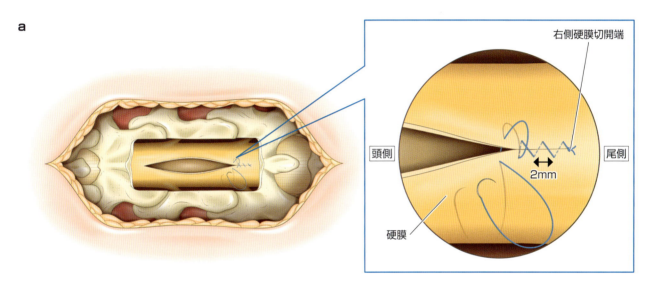

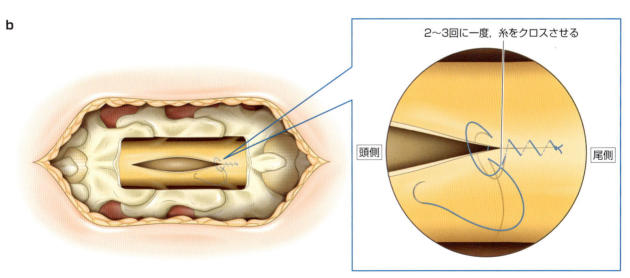

図1 硬膜閉鎖術

a：まず向かって右側の硬膜切開端を3〜4回結紮後，右から左へ連続縫合を行う。
b：Knotが緩まないように2〜3回に一度，糸のループの間を通して糸をクロスさせる（インターロッキング縫合）。

111

左端で結紮終了する前に，連続縫合に緩みがないか再度確認し，もし緩みがあれば2本の摂子を用いて右から左へ再度糸を締めていくが 図1c，多くはインターロッキング併用によりこの緩みも防止できる。緩みのない縫合が術後髄液漏防止に必須である。左端を3～4回結紮し，硬膜縫合を終了する 図1d。

コツ&注意 NEXUS view ////

硬膜の一時閉鎖では運針ピッチを揃え，ときどき糸をクロスさせてロックすることで糸の緩みを最小限にできる。

c

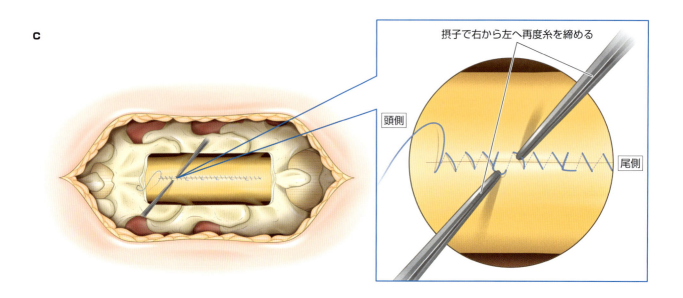

摂子で右から左へ再度糸を締める

頭側

尾側

d

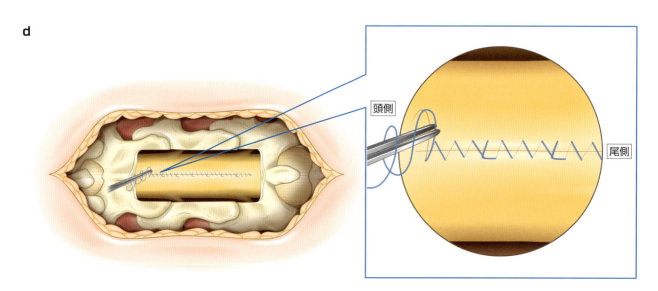

頭側

尾側

図1 硬膜閉鎖術（つづき）

c：もし緩みがあれば2本の摂子で右から左へ再度糸を締める（インターロッキングすれば通常不要）。

d：硬膜の縫合閉鎖終了

2 硬膜閉鎖部の被覆

　髄液漏を予防するため，硬膜閉鎖部をフィブリン糊とポリグリコール酸吸収性縫合補強材［ネオベール シートタイプ（ネオベールシート），グンゼ社］で被覆する。ネオベールシートは吸収性素材であり約15週間でほとんど吸収されるとされている。

　当科ではより接着性と密閉性を増すため，まずネオベールシートを6mm四方に切り分け 図2a ，術野の外でフィブンリン糊のA液（フィブリノゲン末）0.5mLに浸しておく 図2b 。硬膜上の血液をしっかり吸引してからA液付きネオベールシートを硬膜上に敷き詰める 図2c 。そしてフィブリン糊を十分にシート上，ならびに硬膜とシートの境界に散布する。脊髄神経を傷めないよう注意しながらスプレーで散布するとしっかり密閉できる 図2d 。

　ネオベールシートを切り分けA液に浸しておく準備を行うことで，シートを置く際に硬膜との空間ができず，密にフィブリン糊で密閉できる。ネオベールシートを硬膜上に置く際は2枚重ね程度で十分であり，シートの重ね過ぎは硬膜圧迫の懸念もあり注意を要する。シートはできれば残存椎弓下にも挿入し，密閉を完全にすることで椎弓下からも髄液が漏れないようにする。フィブリン糊は通常3mLもあれば十分であるが，硬膜閉鎖の大きさにより適宜増量する。

> **コツ&注意 NEXUS view**
>
> 硬膜との密着性を増すためネオベールシートを小さくしフィブリン糊A液に浸してから硬膜上に置くとよい。

a

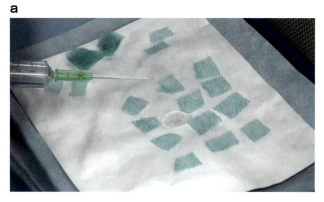

b

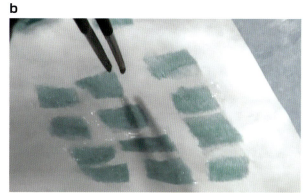

c

硬膜上にネオベールシートを
敷き詰める

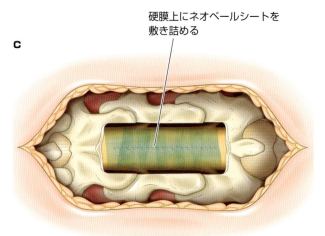

d

シート上ならびに硬膜とシートの境界に
フィブリン糊を十分に散布する

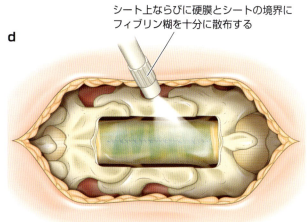

図2 ネオベールシートでの硬膜閉鎖部の被覆

a，b：術野の外でネオベールシートを約6mm四方に切り分け，フィブリン糊のA液0.5mLで浸しておく。
c：A液付きネオベールシートを硬膜上に敷き詰める。
d：フィブリン糊を十分に硬膜とシート上にスプレー散布し密閉する。

硬膜内腫瘍摘出後の硬膜修復術（ゴアテックス®人工硬膜を用いた硬膜形成術）

1 人工硬膜の適応

　ダンベル腫瘍や髄膜腫で硬膜を部分切除する手術，再手術例，脊髄髄内腫瘍生検術（脊髄間接除圧のための硬膜形成術）や全摘出後の脊髄腫脹が強い症例などに対しては，一時的な硬膜閉鎖ができず，ゴアテックス®人工硬膜（ゴアテックス®，日本ゴア社）を用い硬膜閉鎖を行う。ゴアテックス®閉鎖の糸はゴアテックス®用スーチャーであるCV-6を使用している。

　ダンベル腫瘍や髄膜腫の場合は硬膜欠損部に合わせたT字にゴアテックス®を切り抜くが，硬膜正中の場合は紡錘形とし，CV-6を用いて硬膜縫合と同様に連続縫合を行う 図3a 。運針のピッチは硬膜縫合と同様の2mm程度でよいが，ゴアテックス®がたわまないよう，ゴアテックス®と硬膜のピッチを同じにするように努める 図3b 。

　ゴアテックス®は大きな硬膜欠損を修復する際にも簡単・便利であるが，針穴やわずかなゴアテックス®のたわみから髄液が必ず漏れるので，ネオベールシートとフィブリン糊併用は必須である。

a

ゴアテックス®　　　　　　　硬膜

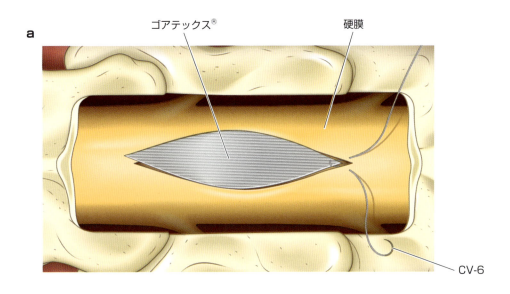

CV-6

b

ゴアテックス®がたわまないように
ピッチを一律にして縫合を行う

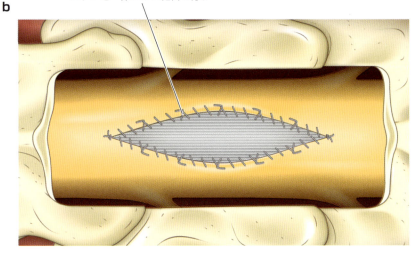

図3　ゴアテックス®を用いた硬膜形成術

a：切り抜いたゴアテックス®と硬膜をCV-6で連続縫合する。
b：ゴアテックス®がたわまないようにするには，ゴアテックス®と硬膜のピッチを同じにする。

2 ゴアテックス®の陥凹の解除

　大きなゴアテックス®を用いた場合にゴアテックス®が硬膜管腹側に陥凹し，脊髄圧迫が懸念されることがある **図4a**。術後脳脊髄液が補充されると陥凹が解除されることも期待できるが，2箇所ほど6-0 PROLENE糸かCV-6をゴアテックス®中央にかけておくと，ゴアテックス®縫合後にこれらの糸を軽く牽引することで陥凹を容易に解除できる **図4b**，**図4c**。この際，ゴアテックス®の硬膜管側を貫かず半層ほどを通過させて糸をかけると，針が通過した穴からの髄液漏出の心配もない。ゴアテックス®で硬膜形成を行った後は，前述と同様にネオベールシートとフィブリン糊でしっかりと被覆する。

コツ&注意 NEXUS view

ゴアテックス®使用の際は硬膜と性状が異なるため髄液が漏れやすい。ゴアテックス®と硬膜の縫合ピッチをできるだけ揃えることと，ネオベールシート，フィブリン糊併用がポイントである。

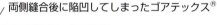
両側縫合後に陥凹してしまったゴアテックス®

a
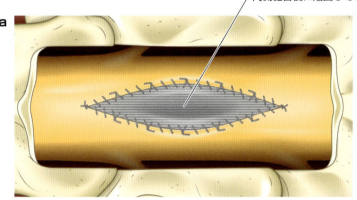

b
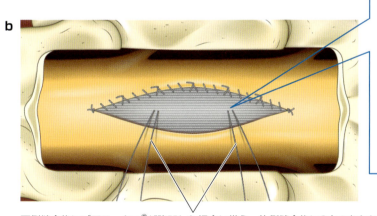

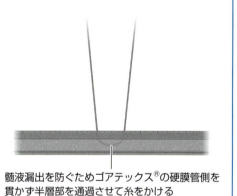
髄液漏出を防ぐためゴアテックス®の硬膜管側を貫かず半層部を通過させて糸をかける

両側縫合後にゴアテックス®が陥凹した場合に備え，片側縫合後に2本の糸をかけておく

ゴアテックス®に通した2本の糸を牽引すれば陥凹を解除できる

c
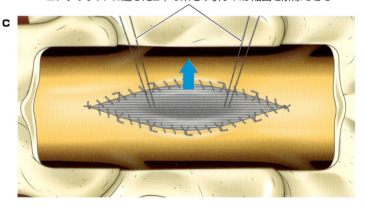

図4 ゴアテックス®の陥凹の解除

a：ゴアテックス®が硬膜管腹側に陥凹した状態。
b：ゴアテックス®の両側縫合後でも糸を通すことは可能であるが，ゴアテックス®の片側縫合後にこの2本の糸をかけておくと脊髄障害の心配がない。
c：ゴアテックス®を貫通させないように通した2本の糸で手前に牽引し陥凹を解除できる。

除圧術など小さな開窓術における硬膜損傷に対する硬膜修復術

1 わずかな硬膜損傷に対する修復

　再手術例など癒着がみられる症例での除圧術の際には，硬膜損傷をきたすリスクがある。このような症例では特にケリソンロンジュールによる硬膜損傷をきたしやすいため，まずその使用の際は細心の注意を払う。硬膜損傷をきたした際は，たとえpin holeの損傷や，くも膜が残存し髄液漏出が術中明らかでない場合でも術後に髄液漏をきたすことがあるため，できるだけ硬膜縫合に努めたほうが髄液漏防止の点で安心である。

　開窓術などの除圧術では椎弓に近い部位での硬膜損傷が多いため，縫合するワーキングスペースが限られ苦労する 図5a 。そこでまず，椎間不安定性に支障のない範囲で椎弓切除を追加し，硬膜損傷部位を同定して縫合のためのワーキングスペース確保が重要である 図5b 。6-0 PROLENE糸での縫合はマクロでも可能であるが，必要に応じ顕微鏡を導入して縫合する。万一，馬尾神経が硬膜外に露出した場合は愛護的に剥離子で押し込み，神経根近傍や馬尾では神経を巻き込んで縫合しないよう細心の注意を払う。通常2〜3針も連続縫合すれば十分である。必要に応じて硬膜下に筋肉の小さな切片を挿入し一緒に縫合すると，神経に糸をかける心配もなく針穴からの髄液漏出も防げてよいが[5]，繊細な手技に習熟する必要がある。

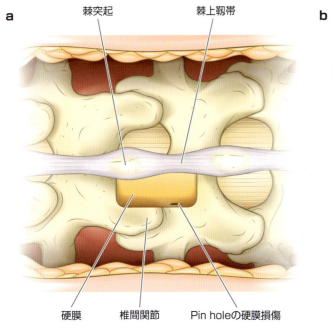

a

棘突起　　　棘上靱帯

硬膜　　椎間関節　　Pin holeの硬膜損傷

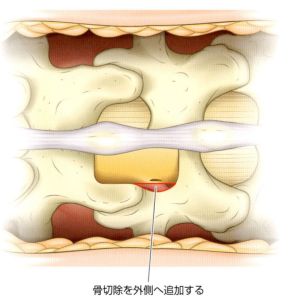

b

骨切除を外側へ追加する

図5 硬膜損傷に対する硬膜修復術

a：除圧の際に生じた骨切除縁のpin holeの硬膜損傷（神経根分岐部に多い）。
b：縫合に必要なワーキングスペースを確保するため，不安定性を生じない範囲で骨切除を外側へ追加する。

Pin holeのようなわずかな硬膜損傷の場合，しっかり縫合できれば縫合のみで髄液漏出はないと考えているが，念のため縫合部位の上に小さな脂肪塊を置いて癒着させ，髄液漏防止をしている 図5c，図5d。

前述のネオベールシート＋フィブリン糊処置，あるいは脂肪上にフィブリン糊併用を行えば万全だが，前述の髄液漏のリスクに伴い検討すればよいため必須ではない。

c

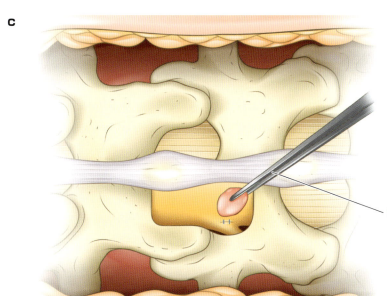

硬膜縫合部に小さな脂肪塊を留置する

d

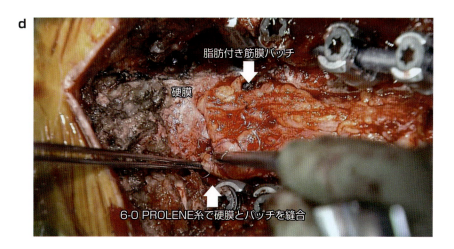

脂肪付き筋膜パッチ

硬膜

6-0 PROLENE糸で硬膜とパッチを縫合

図5 硬膜損傷に対する硬膜修復術（つづき）

c：硬膜縫合後，小さな脂肪塊を硬膜上に留置してさらに髄液漏防止に努める。
d：胸椎靱帯骨化症に対する他院術後の再手術例。黄色靱帯骨化症と硬膜骨化，癒着に対し硬膜切除を行った際，インプラント併用手術後の髄液漏が懸念されたため，人工硬膜ではなく脂肪付き筋膜パッチで対応した。

1 腰椎ドレナージの追加

　硬膜欠損が大きくなる場合や，再手術例など硬膜や軟部組織が菲薄化・脆弱化していて髄液漏のリスクが非常に高い症例では，あらかじめ執刀前の腹臥位時に腰椎ドレナージチューブを硬膜内くも膜下に挿入しておくと，術後の髄液漏管理に有効である。術後挿入も不可能ではないが[4]，手術で髄液が流出し，硬膜管が縮小した術後に腰椎ドレナージチューブを硬膜管内に挿入することは困難なことも多いため，腰椎ドレナージの必要性が予期される場合は執刀前の挿入のほうが容易である。髄液ドレナージ量はおおよそ300 mL/日程度とするが，創ドレーンへの髄液漏出の有無や，創からの髄液漏出の有無をみながら調節する。髄液の1日産生量は約500 mLであるため，排出量がこれを超えないよう注意する。

　術後2日で創部ドレーンが濃い血性から漿液性になったのを確認して創部ドレーンを抜去し，ドレーンホールが閉鎖し創からも髄液漏出がないことを確認できれば，術後5～7日ほどで腰椎ドレナージチューブを抜去する。感染の懸念から7日間以上の留置は避けるようにしている。

大腿筋膜張筋などの筋膜パッチ

　硬膜欠損が大きい場合や，広範囲インプラント併用例，軟部組織が脆弱で髄液漏のリスクが非常に高い症例などでは，傍脊柱筋や，大きな欠損には大腿筋膜張筋などから採取した筋膜をパッチとして，ゴアテックス®の代わりに使用している 図5d 。適宜脂肪と一体となった筋膜を採取すると筋膜パッチ部にネオベールシートが不要になり有用である。

　筋膜のほうがゴアテックス®よりも硬膜との隙間ができず針穴からの髄液漏防止には有利であるが，大腿筋膜張筋採取の場合は創が増え術野から離れた部位の操作で煩雑であること，傍脊柱筋採取の場合は創閉鎖のための軟部組織が損なわれ，かえって髄液漏のリスクが上がる問題などから，症例を選んで行っている。

文献

1）Imagama S, Kawakami N, Tsuji T, et al. Perioperative complications and adverse events after lumbar spinal surgery：evaluation of 1012 operations at a single center. J Orthop Sci 2011；16：510-5.

2）Kobayashi K, Imagama S, Ando K, et al. Complications Associated With Spine Surgery in Patients Aged 80 Years or Older：Japan Association of Spine Surgeons with Ambition（JASA） Multicenter Study. Global Spine J 2017；7：636-41.

3）Imajo Y, Taguchi T, Yone K, et al. Japanese 2011 nationwide survey on complications from spine surgery. J Orthop Sci s 2015；20：38-54.

4）徳橋泰明, 三井公彦編. 硬膜損傷と髄液漏. 脊椎脊髄術中・術後のトラブルシューティング. 第2版. 東京：三輪書店；2014. p44-6.

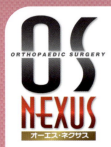

MED法による硬膜損傷パッチテクニック

あいちせぼね病院 柴山 元英

Introduction

　内視鏡下椎間板切除術（microendoscopic discectomy；MED）が普及し，全国で年間に12,000件以上の手術が行われている。硬膜損傷はMEDで実質的に一番多い合併症で，狭いチューブラーレトラクター（TR）のなかで行うこの手術では修復（縫合）に難渋する合併症である。日本整形外科学会の脊椎内視鏡下手術・技術認定制度委員会の報告によると，2015年の1年間のインシデント報告で硬膜損傷は腰椎後方ヘルニア摘出術で1.6％，腰部脊柱管狭窄症では3.2％に起こっている[1]。

　著者ら[2,3]は2008年にMEDでの硬膜損傷に対して内視鏡下で操作可能な硬膜損傷修復術（パッチテクニック）を開発，報告した。損傷部にフィブリン糊を使い，生体吸収性シートで被覆して修復する方法である。この手技を用いれば内視鏡下で，硬膜損傷の安定した修復が可能になり，特に修復が難しかった術野周辺部での硬膜損傷に威力を発揮する。

　ここではMEDでの硬膜損傷に対する修復についてパッチテクニックを中心に解説する。

術前情報

●硬膜損傷を起こすな！

　まずは硬膜損傷を起こさないのが一番である。次に大きな硬膜損傷は修復がより難しく，腹側の損傷は最悪であると肝に銘じてほしい。

　著者の経験からMED手術で硬膜損傷を起こす操作として下記の3つが多い。

①ヘルニア摘出術

　ヘルニア摘出術で，神経根を無理に内側に避けるときに硬膜損傷を起こしやすい。

②腰部脊柱管狭窄症に対する除圧

　内視鏡下除圧手術（microendoscopic laminotomy；MEL）では，黄色靱帯と硬膜が癒着しているときに硬膜損傷が起きやすい。著者がMEDを開始して，術野がよく観察できるようになってわかったことは，黄色靱帯と硬膜が癒着していたり，また両者の間に線維組織があり，黄色靱帯を強く引っぱるだけで硬膜損傷が起こりうる症例があることである。また硬膜が非常に薄くなって弱い部位もよくみかけ，硬膜損傷になりやすい。

③ケリソン鉗子での除圧巻き込み

　MELでは手術終盤で周辺部の骨をケリソン鉗子などで除圧するときに硬膜損傷を起こしやすい。ある程度除圧されて緩んだ硬膜がケリソン鉗子に巻き込まれやすいと考えている。

手術進行

1　PGAシートの準備と馬尾神経の還納
2　PGAシートの設置
3　パッチの完成
4　ドレーン，創閉鎖
5　後療法
　馬尾神経噴出時のトラブルシューティング

●硬膜損傷に対するこれまでの対応

　従来MEDでは小さな硬膜損傷にはフィブリン糊単独で対処されてきた[4]が，大きな塊ができて手術操作がやりにくくなったり，修復が不確実になるなどの欠点があった。少し大きな硬膜損傷を起こすと縫合するしかなかったが，狭い術野では縫合が困難で，通常手術に変更することも多かった。

●パッチテクニックの材料

　材料は，ポリグラクチン910シート（PGAシート）とフィブリン糊である。PGAシートは一般外科で肺や肝臓の手術に用いられている生体吸収性のシートであり，脊椎外科医にも馴染み深いバイクリル®糸（ジョンソン・エンド・ジョンソン社）と同じ素材である。

　PGAシートの製品としては，①編み込んだニットタイプのバイクリル®メッシュ（ジョンソン・エンド・ジョンソン社）と②不織布のフェルトタイプのネオベール（グンゼ社）がある。この手技にはどちらも使用できる。①のほうが薄めだが，やや硬い。神経根外側など，周辺部の損傷では骨との間に滑り込ませやすい。著者はこちらを愛用している。1枚のパッチではニットの穴から髄液が漏れることがあるが，3枚ほど重ねれば確実に閉鎖できる。

　フィブリン糊はボルヒール®組織接着用（アステラス社）とベリプラスト®Pコンビセット組織接着用（CSLベーリング社）がある。

❶小さく切ったPGAシートをフィブリン糊A液に浸す。
❷そのシートを損傷部に当てて，2～3分軽く押しながら固定する。
❸シートは3枚以上重ねるとよい。

　硬膜損傷は起こさないことが一番であるが，起こしたときに冷静に対処し，修復することが大切である。パッチテクニックはその強い助けとなる。

　腰部脊柱管狭窄症に対するMELによる硬膜損傷で馬尾神経が噴出した場合のパッチテクニックを解説する 図1 。

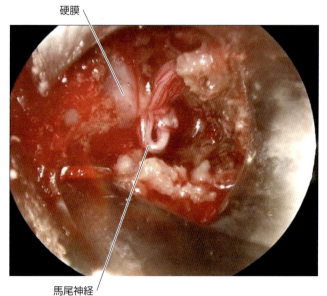

硬膜

馬尾神経

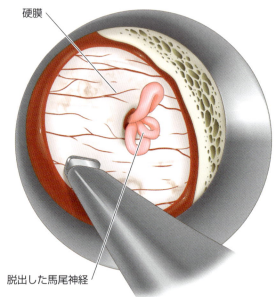

硬膜

脱出した馬尾神経

図1 脱出した馬尾神経

腰部脊柱管狭窄症除圧術中に硬膜損傷を起こし，馬尾神経が脱出した。

1 PGAシートの準備と馬尾神経の還納

脱出した馬尾神経を剝離子で還納する 図2 。

PGAシートを5〜15mmほどの四角形に多数切って，シャーレの上に用意しておく。損傷部よりやや大きなPGAシートを選び，フィブリノーゲン液（A液）を数滴垂らして浸す 図3 。

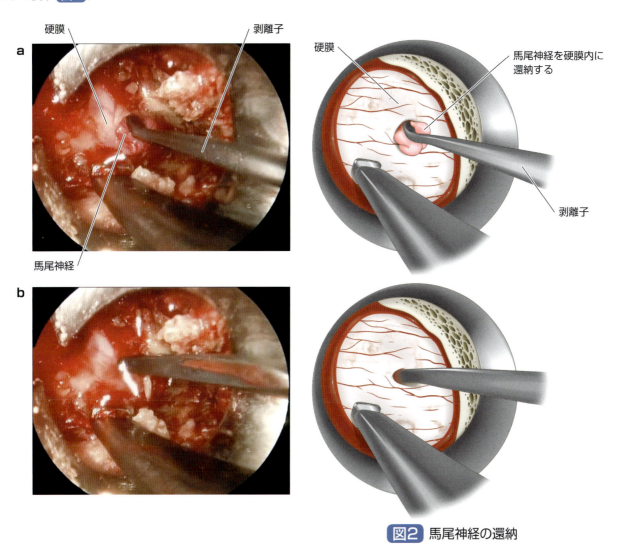

a

硬膜　　剝離子

馬尾神経

硬膜　　馬尾神経を硬膜内に還納する

剝離子

b

図2 馬尾神経の還納

剝離子で愛護的に馬尾神経を硬膜内に還納する。

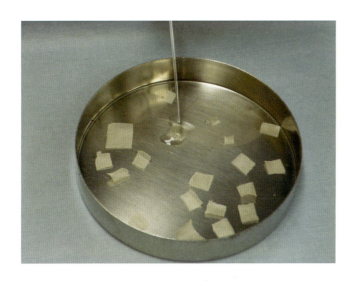

図3 PGAシートの準備

適当な大きさに切ったPGAシートにフィブリノーゲン液（A液）を垂らす。

123

2 PGAシートの設置

　吸引神経鉤で髄液を吸引しながら，A液に浸したPGAシートを硬膜損傷部に当てて覆い，剥離子などで2〜3分間，軽く圧迫する 図4a 。こうすると，血液や髄液中のトロンビンと反応して，B液（トロンビン液）をかけなくても，PGAシートは損傷部に貼りついてくる。

　次に少し大き目のPGAシートをA液に浸し，1枚目に覆い被せるようにして重ね貼りする。 図4b は2枚目を当てて圧迫しているところである。

　初めのシートの四隅を覆うようにパッチを重ねる。だんだん大きめのシートを使うことが多い。最後は骨の下に潜り込ませると特に安定する 図4c 。

コツ&注意 NEXUS view ///

　パッチを当てる硬膜上に瘢痕組織などの凹凸があると，PGAシートがうまく貼り付かないのでできるだけ平坦にする。
　PGAシートの圧迫中は端がめくれないように注意しながら，やさしく押し続けることが肝要である。
　ニットタイプのPGAシートはやや硬いので，使用前に指で折り曲げておくと硬膜のカーブに合いやすい。周辺部の損傷では，硬いことが幸いしてシートを硬膜と骨の間に滑り込ませやすい。

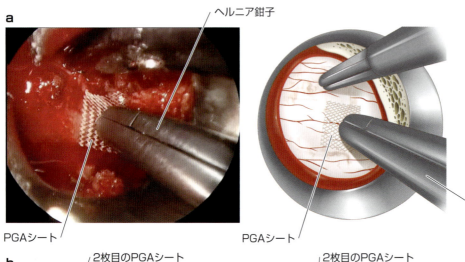

a

ヘルニア鉗子

PGAシート

ヘルニア鉗子

PGAシート

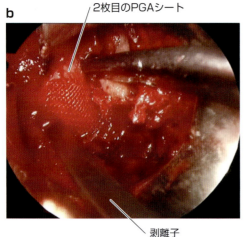

b

2枚目のPGAシート

2枚目のPGAシート

剥離子で軽く圧迫する

剥離子

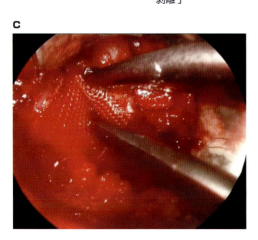

c

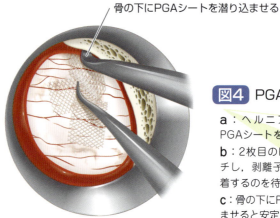

骨の下にPGAシートを潜り込ませる

図4 PGAシートの設置

a：ヘルニア鉗子で1枚目のPGAシートを当てる。

b：2枚目のPGAシートをパッチし，剥離子で軽く圧迫して接着するのを待つ。

c：骨の下にPGAシートを潜り込ませると安定し接着力が増す。

3 パッチの完成

　数枚パッチを当てた後に，B液を数滴ふりかけてフィブリン糊を補強する。周辺部損傷では3枚以上，中央部では5枚以上貼ることを勧める（図5ではシートを8枚使用している）。

　パッチが完成したら通常の手術操作に戻る。除圧終了後は，通常通り生理食塩水で洗浄する。

　最後に残ったA液，B液をふりかけ，Valsalvaテクニックで脳脊髄圧を上げても，髄液の漏れがないことを確認する。

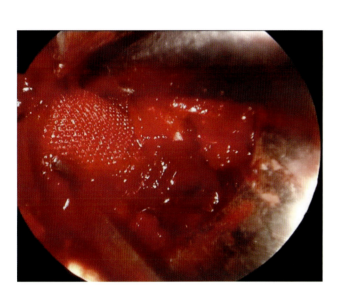

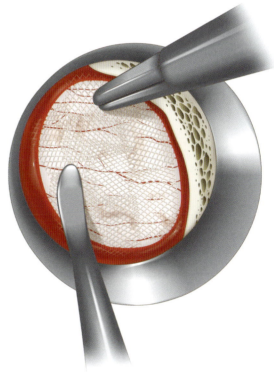

図5 パッチの完成

合計8枚のPGAシートでパッチが完成し，髄液瘻は完全に収まった。

4 ドレーン，創閉鎖

術後の血腫トラブル防止のために閉鎖吸引ドレーンを創から5cm以上離して留置し，筋膜・皮下の縫合は通常より入念に行う。吸引圧は通常の半分程度にしている。多少の血腫は術後により早くパッチを安定させるので問題はない。

> **コツ&注意 NEXUS view** ////
>
> 創からドレーンが近いと，もし髄液が漏れ始めた場合，ドレーン跡に皮膚表面までの瘻孔ができる可能性がある。創からドレーンを5cm以上離して留置し，筋肉や皮膚をしっかり縫えば，皮膚までの髄液瘻は起こりにくい。

5 後療法

術後，患者に脳脊髄圧の上昇でパッチが剝がれる可能性を説明し，大便や咳などで力まないように注意する。

頭痛などの低髄圧症状がなければ，術翌日からトイレや食事の日常最低限の離床を許可している。

2日目からはゆっくりと歩行などを進める。馬尾神経の脱出例は，歩行開始を1日ほど遅らせている。完全にパッチができていれば，ほぼ問題なく経過する。

パッチが完全でない場合，特に離床を始めたときにドレーンから髄液が引け始めることがある。この場合はドレーンを抜去し，トイレや食事の日常最低限の離床でしばらく経過観察する。多くの場合，低髄圧症状が出ても皮膚表面への瘻孔がなければ3日ほどで収まり，自然閉鎖が期待できる。

> **トラブル NEXUS view** ////
>
> 馬尾神経の嵌頓と思われる強い下肢症状が出たり，低髄圧症状の改善がなければ再手術も考慮する。

馬尾神経噴出時のトラブルシューティング

ここで解説した程度の馬尾神経脱出は，神経を還納し，パッチテクニックで対処可能である。しかし簡単にはいかないことも多い。

①神経の還納

脳脊髄圧を下げるために，麻酔医に頼み血圧を下げてもらう。また手術台を傾け，頭部を下げることもある。

少し離れたところで髄液を吸引しながら，剥離子などで神経を還納する。吸引力が強すぎると馬尾神経を吸ってしまうので注意が必要である。ゴム手袋の手で吸引力を調節するのは難しいので，吸引神経鉤の手元の調節口にテープを貼り，吸引力を7〜80％くらいにすることを勧める 図6。

②除圧

還納が難しいときは，骨性の除圧が不十分であることが多い。周囲をしっかりと除圧することで還納が容易になる。噴出した神経が邪魔になるときは一時的にPGAシートでカバーしておくと，周りの除圧操作が安心してできる。

初めは脳脊髄圧が高くて簡単に還納できないことが多いが，髄液が一定量出てしまうと圧が下がり，神経の還納が容易になる。

コツ&注意 NEXUS view

脊髄造影であいたような小さな穴から1本の神経が脱出し，嵌頓して還納できなくなることがある 図7。そのときはメスで損傷部を少し広げると容易に還納できる。

コツ&注意 NEXUS view

内視鏡にこだわらず通常手術に変更，術野を広くして修復（縫合）することは常に頭に置いておく。

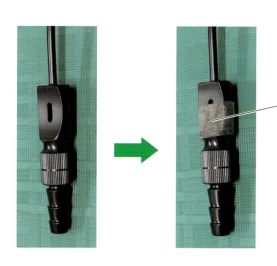

調節口にテープを貼って吸引力を減らす

図6 吸引力の調節

馬尾神経を吸ってしまわないように吸引管の手元の調節口にテープを貼って吸引力を減らし，吸引力を一定にしておく。調節口を指で塞がないように注意する。

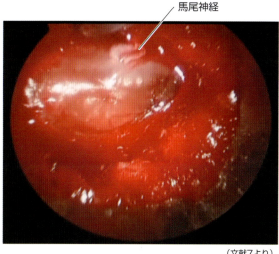

馬尾神経

（文献7より）

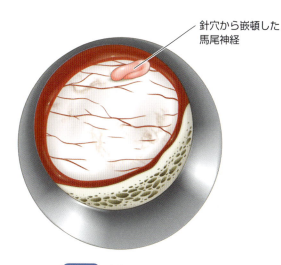

針穴から嵌頓した馬尾神経

図7 嵌頓した馬尾神経

脊髄造影時の針穴から馬尾神経が1本嵌頓している。メスなどで穴を広げないと還納は難しい。

◆パッチの確実性

　パッチの確実性が一番心配であるが，著者はフィブリン糊と術後の血腫でパッチがより安定していると考えている。経験的に，術野の血腫は1日以内に血餅となり数週間は残存しているが，血餅がPGAシートを安定させ，PGAシートは血餅とともに徐々に分解され，瘢痕・線維化し最終的に硬膜修復が完成する。

　動物実験では代用硬膜として用いたPGAシートは，4週後にはコラーゲン線維で覆われ，新しい膜組織に置き換わり，40〜60日で完全に吸収された[5,6]。

◆パッチテクニック適応の限界

　著者の経験では，損傷が6〜7mmくらいで数本の馬尾神経の脱出を伴った硬膜損傷は，パッチテクニックで対応しているが問題はない。

　損傷がそれより大きく，馬尾神経が爆発的に出たものは1例しか経験がないが，幸いパッチテクニックにて修復し，順調な回復をみたが，いつも本当に大丈夫か自信はない。このような例でパッチを当てるときは，パッチを数枚（5〜10枚ほど），少しずつ大きくして周辺部の骨の下に滑り込ませるまで，しっかりと重ね貼りすることを勧める。

◆パッチテクニックの利点①／周辺部の硬膜損傷に効果的

　著者の経験では，MEDでの硬膜損傷は椎間板ヘルニアでは神経根基部の外側に多く，脊柱管狭窄症でも術野の周辺部に多かった。どちらも狭い術野や骨が邪魔で縫合は困難な部位である。

　パッチテクニックでは，神経根や術野周辺部での修復は中央部より容易である。理由は，PGAシートを硬膜と骨や靱帯の間にうまく滑り込ませれば安定しやすく，剥離子での圧迫保持も角度的に容易だからである。

◆パッチテクニックの利点②／手術操作を続行できる

　フィブリン糊単独で修復すると，大きな糊の塊が邪魔になったり，糊が剥がれないか心配で通常の手術操作がしにくい。この手技のパッチは薄く邪魔にならないうえに，意外と接着力が強いので，通常の操作を進めることができる。手術のゴム手袋で試してみるとよい 図8 。

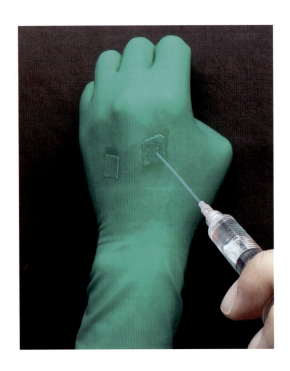

図8 パッチの接着力

手袋にPGAシートとフィブリン糊でパッチしたところ。意外に接着力が強力である。

文献
1）日本整形外科学会脊椎脊髄病委員会. 脊椎内視鏡下手術の現状−2015年1月〜12月手術施行状況調査・インシデント報告集計結果−. 日整会誌 2016；90：1052-8.
2）Shibayama M, Mizutani J, Takahashi I, et al. Patch technique for repair of a dural tear in microendoscopic spinal surgery. J Bone Joint Surg Br 2008；90：1066-7.
3）柴山元英. 実践手技講座：低侵襲脊椎手術における硬膜損傷に対するパッチテクニック. The Spine Perspectives 2011；8：12-4.
4）吉田宗人, 中川幸弘, 麻殖生和博編著. 合併症とその対策. 内視鏡下脊椎後方手術の実際. 京都：金芳堂；2005. p53-61.
5）Maurer PK, McDonald JV. Vicryl（polyglactin 910） mesh as a dural substitute. J Neurosurg 1985；63：448-52.
6）Nussbaum CE, Maurer PK, Mcdonald JV. Vicryl（polyglactin 910） mesh as a dural substitute in the presence of pia arachnoid injury. J Neurosurg 1989；71：124-7.
7）柴山元英. 硬膜損傷—硬膜損傷の処置, パッチテクニック. スキル関節鏡視下手術アトラス 脊椎内視鏡下手術. 吉田宗人編. 東京：文光堂；2013. p335-8.

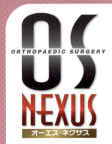

II. トラブルシューティング

PJKとPJF（後弯矯正術）の リカバリー

済生会横浜市東部病院運動器センター・整形外科　福田　健太郎

Introduction

術前情報

　近位隣接椎間後弯変形（proximal junctional kyphosis；PJK）は，固定上位端（uppermost instrumented vertebra；UIV）の尾側終板と2椎上位の頭側終板とのなす角度が後弯10°以上で，かつ術後10°以上の増悪をしたものと定義されている[1]。画像的なPJKのみで再手術を要することはまれであり，神経障害，疼痛，インプラント突出による皮膚障害などのために再手術を要する変化を含めた病態を近位隣接椎間後弯障害（proximal junctional failure；PJF）とよんでいる。

　そもそも脊椎固定術は，本来可動性のある椎間を医原性に固定してしまう非生理的な手段であるということを理解すべきである。特に前回手術で胸椎〜骨盤（S1）までの長範囲固定術が行われている場合，長いレバーアームとなった固定椎との上位隣接椎間に変性を生じることはいわば必然のものと思われる。

　PJKとPJFの危険因子や予防法については別項に譲り，ここでは胸椎〜骨盤への長範囲固定術後にPJFとなった際のリカバリー法について解説する。

　PJFとして再手術を行うべきかには迷うことがあると思われるが，Hart-International Spine Study Group（ISSG）PJK severity scaleが患者QOLおよび再手術率と相関があると報告されており[2]，手術適応を決める際の参考になると思われる。

　再手術にあたっては既固定椎のアライメント，特に腰椎アライメントによって計画を立てる必要がある 図1 。既固定椎の腰椎前弯（lumbar lordosis；LL）が骨盤形態（pelvic incidence；PI）に見合ったものであれば，そのまま頭側への固定延長を行うことでよい。一方，既固定椎のアライメントが不良であるのにいたずらに固定範囲を延長することは，直ちに次なるfailureを招くこととなる。PIに見合ったLLが獲得されていない，つまり矯正が不足しているのであれば，既固定椎に対する椎体骨切り術を行うなどしてPIに見合ったLLを形成し直さなければならない[3]。この場合の再手術は硬い瘢痕を硬膜管から剥離して既固定椎体へ進入するなど難易度が高い。

手術進行

既固定椎間のLLがPIに見合っている場合

1 体位

2 皮切，術野の展開
　・インプラントの抜去

3 インプラントの設置
　・フックの設置
　・フックの設置による
　　生理的胸椎後弯形成

4 ロッドの設置

既固定椎のアライメントが不良な場合

1 体位

2 皮切，術野の展開から
　アライメント調整まで

◆ 本手術のトラブルシューティング

　いずれにおいても，PJFに対する再手術後にはさらなるPJK と PJF を生じ，再々手術となることも多い[4] ことを念頭に置く必要がある。従ってここでも初回手術と同様，予防的措置が肝要となる（p.86「PJKとPJF（後弯矯正術）の回避」参照）。

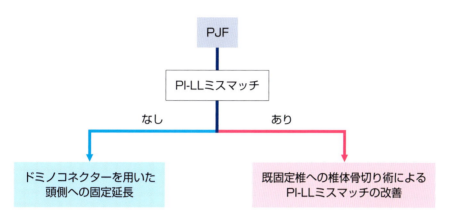

図1　PJFに対する治療アルゴリズム

❶画像的なPJKのみでは再手術とはなりにくい。神経障害や局所疼痛，インプラント突出などにより再手術を要するような病態をPJFと称する。

❷再手術前にPI-LLミスマッチがなければそのまま頭側に固定延長を行う。

❸再手術前にPI-LLミスマッチがある場合は既固定腰椎の骨切りを行うなどしてミスマッチを解消しなければならない。

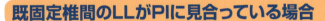

手術手技

既固定椎間のLLがPIに見合っている場合

　固定範囲を頭側に延長し，既固定椎とドミノコネクターを用いて連結する。新たな UIVは胸椎生理的後弯頂椎（T6-8）を避ける。従って前回手術が下位胸椎（T9-11）で あった場合，PJFによる再手術ではUIVとして上位胸椎（T1-5）を選択することとなる。

1 体位

　全身麻酔下，腹臥位とする。術後立位のアライメントを想定して，股関節は0°伸展 位とし，頚椎中間位となるよう頭部も腹側へ下がり過ぎないようにして，C7とS1頭側 終板後縁が同じ高さになるようにする **図2**。

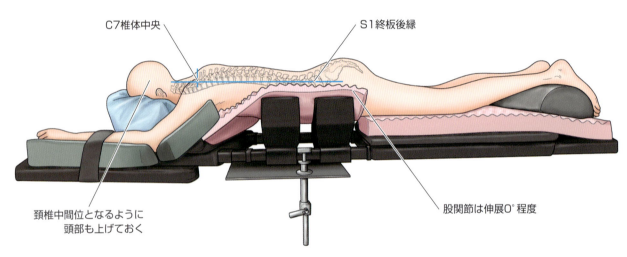

C7椎体中央

S1終板後縁

頚椎中間位となるように
頭部も上げておく

股関節は伸展0°程度

図2 手術体位

2 皮切，術野の展開

　新たなUIVの1つ上位まで（T4までの固定であればT3まで），尾側は術前固定最頭側椎（UIV）の少なくとも3椎下位まで正中切開で進入し，筋層を剥離して展開してインプラントを露出する。UIVと頭側隣接椎との間の連結（棘上・棘間靱帯，椎間関節）は温存する 図3 。

インプラントの抜去

　前回手術でのUIVからインプラント（椎弓根スクリュー，フックなど）を抜去する。セットスクリューは2椎下位まで抜去する。ロッドを持ち上げてスクリューコアドライバーを用いて椎弓根スクリューを抜去する 図4 。

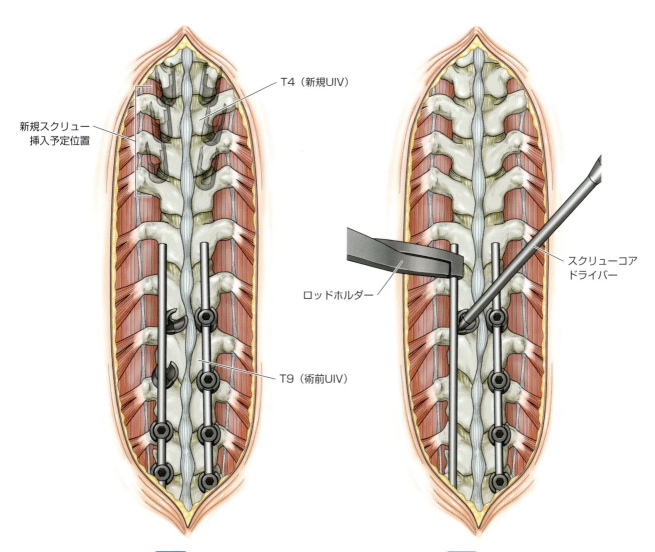

T4（新規UIV）
新規スクリュー
挿入予定位置
T9（術前UIV）
ロッドホルダー
スクリューコア
ドライバー

図3 展開
新たなUIVの1つ上位まで，尾側は術前UIVの少なくとも3椎下位まで正中切開で進入し，筋層を剥離して展開しインプラントを露出する。

図4 UIVからのスクリュー抜去
ロッドを持ち上げてスクリューコアドライバーを用いて椎弓根スクリューを抜去する。

3 インプラントの設置

　新規固定延長椎へ椎弓根スクリューを挿入する。胸椎後弯頂点を越えて上位になると術野が腹側へ深く落ち込んでいくこととなり，通常のスクリューではロッドとの連結がしにくいことがある。リダクションスクリューを用いるとロッドとの連結が容易である 図5 。

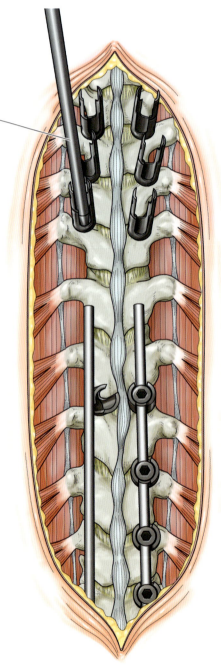

新規固定延長椎へ
リダクションスクリューを
挿入していく

図5 リダクションスクリュー設置

フック...

　椎弓...リュー挿入可能な椎弓根径であって
もUIVに...ことにより，隣接椎間への負荷を減
じてさらな...

　フック挿入...端を腹側に向けた位置から矢状
面方向に回転させ...

　UIVにフックを...と横突起フック 図6b の両
方によるクロウ（cla...る（フック・クロウ・テ
クニック）図6c 。

a

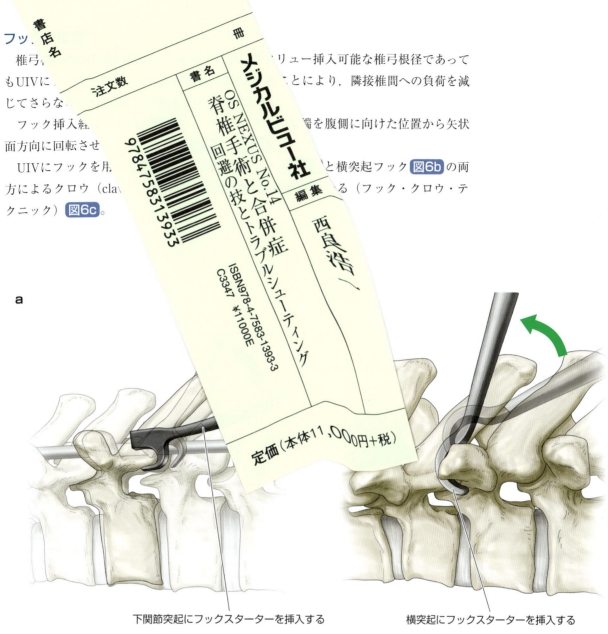

下関節突起にフックスターターを挿入する　　　　横突起にフックスターターを挿入する

c

横突起フック

下関節突起フック

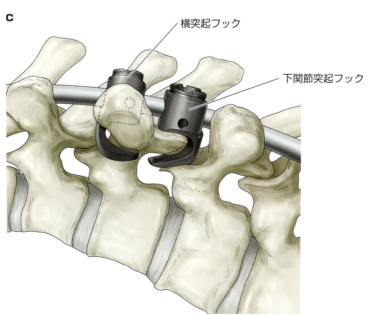

図6　フックの設置
a：下関節突起フックの設置法
b：横突起フックの設置法
c：フック・クロウ・テクニック

フックの設置による生理的胸椎後弯形成

　同様の考えからUIVに椎弓下ワイヤリングを用いる場合があるが，設置にあたって
は頭側隣接椎との棘上靱帯など軟部組織の連続性を可及的に温存するように努めるべ
きである。UIVより下位の固定椎にも著者は下関節突起を用いることがある。特に椎
弓根が細い症例では椎弓根スクリューの設置が困難であり，椎弓下ワイヤリングより
も設置が容易かつ安全であること，椎間関節内へのフックを挿入することで後方開大
され，生理的胸椎後弯形成に寄与する可能性があるからである 図7。

> **コツ&注意 NEXUS view**
>
> 　UIVにスクリューを設置する場合，上位胸椎では頭側術野が腹側に
> クションスクリューを用いるとロッドとの締結が容易になる。
> 　フック設置の際には，骨折損の原因となるので海綿骨内に挿入しな

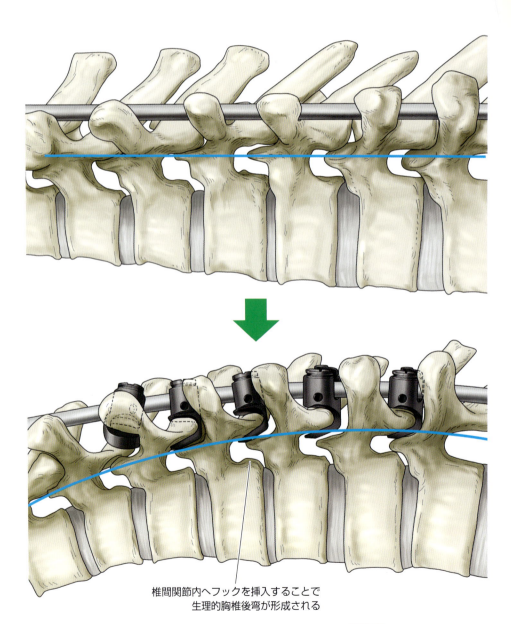

椎間関節内へフックを挿入することで
生理的胸椎後弯が形成される

図7 下関節突起フックによる後弯形成効果

売上カ

書名　編集

西良浩一

OS NEXUS No.14

脊椎手術と合併症
回避の技とトラブルシューティング

ISBN978-4-7583-1393-3
C3347 ¥11000E

9784758313933

定価（本体11,000円＋税）

メジカルビュー社
東京都新宿区市谷本村町2−30
電話 03（5228）2050
FAX 03（5228）2059

4 ロッドの設置

生理的弯曲（胸椎後弯）にベンディングしたロッドを，ドミノコネクターを介して既存のロッドと連結する。ドミノコネクターには主にside to side type 図8①，図8②とend to end type 図8③，図8④があるので，インプラントの配列によって使い分ける。以前はclosedな物ばかりで連結に難渋することがあったが，最近は連結がしやすいopen type 図8⑤の物も出てきている。

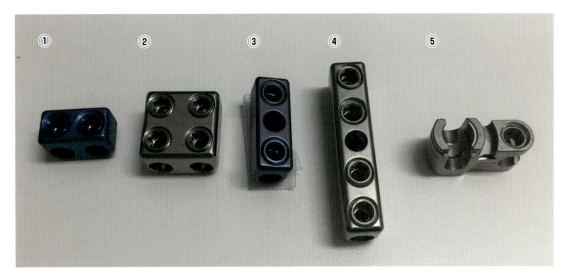

図8 各種ドミノコネクター
①，②：Side to side type
③，④：End to end type
⑤：Open type

先に頭側のインプラントとロッドを連結して一塊としておいてから，尾側のロッドと連結して後弯を矯正する方法 図9a と，ロッド同士を連結して長いロッドとしてから頭側のインプラントに落とし込んで徐々に連結する方法とが考えられる。前者の場合はside to side typeのドミノコネクターを 図9b ，後者の場合はend to end typeのドミノコネクターを用いる 図9c 。

　セットスクリューを最終締結して創内を十分に洗浄後，décorticationを行う。骨移植後に閉創する。ドレーンを留置する際には陰圧をかけないほうが後出血は少ない。

　椎体圧潰により，後方固定術後に前方要素に欠損（＞50％）が生じてしまう例では，前方支柱の再建を追加すべきである。

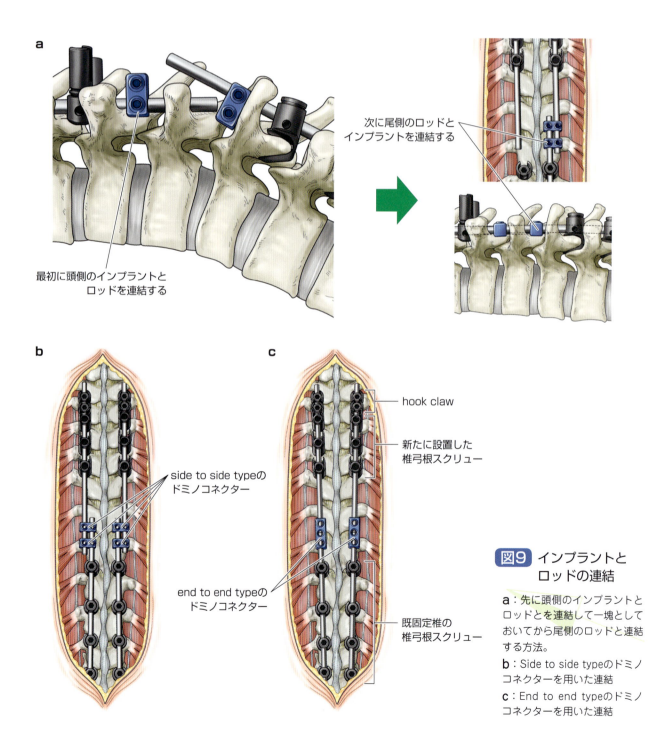

a

次に尾側のロッドとインプラントを連結する

最初に頭側のインプラントとロッドを連結する

b

side to side typeのドミノコネクター

end to end typeのドミノコネクター

c

hook claw

新たに設置した椎弓根スクリュー

既固定椎の椎弓根スクリュー

図9 インプラントとロッドの連結

a：先に頭側のインプラントとロッドとを連結して一塊としておいてから尾側のロッドと連結する方法。
b：Side to side typeのドミノコネクターを用いた連結
c：End to end typeのドミノコネクターを用いた連結

138

既固定椎のアライメントが不良な場合

　PIに見合ったLLを獲得しなければ，すぐに次のfailureを招くこととなる。従って，すでに固定された腰椎を矯正し直すために局所での大きな前弯角を獲得する必要があり，椎体骨切り術などを要する。通常はL3またはL4の椎体骨切り（pedicle subtraction osteotomy；PSO）を行うが，瘢痕組織を硬膜管や神経根から剥離して腰椎前方要素への進入を行うなど難易度も高い。ここでは概略と症例提示のみにとどめる。

1 体位

　前項と同じである。

2 皮切，術野の展開からアライメント調整まで

　前回手術創を切開し，筋層を広く剥離して展開する。

　インプラントを露出し，ロッドを抜去する。骨切り椎から椎弓根スクリューを抜去し，fusion massや瘢痕組織は硬膜管と神経根が露出され軟らかくなるまで剥離切除する。骨切り椎体頭側に椎間板があれば切除し，椎体をノミあるいはエアドリルで楔状に骨切りする。骨切り椎体頭・尾側の椎弓根スクリューにtemporal rodを設置して後方要素を閉じ，骨切り椎体と頭側椎体とを接触させ局所前弯を形成する。その後，本ロッドを設置して全体のアライメントを整える。

本手術のトラブルシューティング

①解剖学的メルクマールの乏しいなかを進入しなければならない。

②椎体骨切りによる後方要素短縮に伴う硬膜管のbucklingに備えて，硬膜管から硬い瘢痕組織を完全に剥離除去して軟らかくしておく必要があり，この操作は難易度が高い。

③後方の移植骨母床が乏しく骨質も不良なため，前方支柱の再建が必須となる。

④長範囲固定術後の既固定椎に骨切りを加えた場合には，離床後に骨癒合の得られていないその一点に強大な負荷がかかることとなり，通常の2-rod constructでは持ちこたえられず破損する可能性があるため，3-rodあるいは4-rod constructの構築も検討しなければならないことがある。その結果，長時間，高侵襲な手術にならざるをえない[3]。

症例提示

　他院での後方固定術後，T12の圧潰を伴う著明な後弯変形，矢状面バランス不良を呈していた。PI：47°に対してLL：−11°でPI-LLミスマッチは58°だった 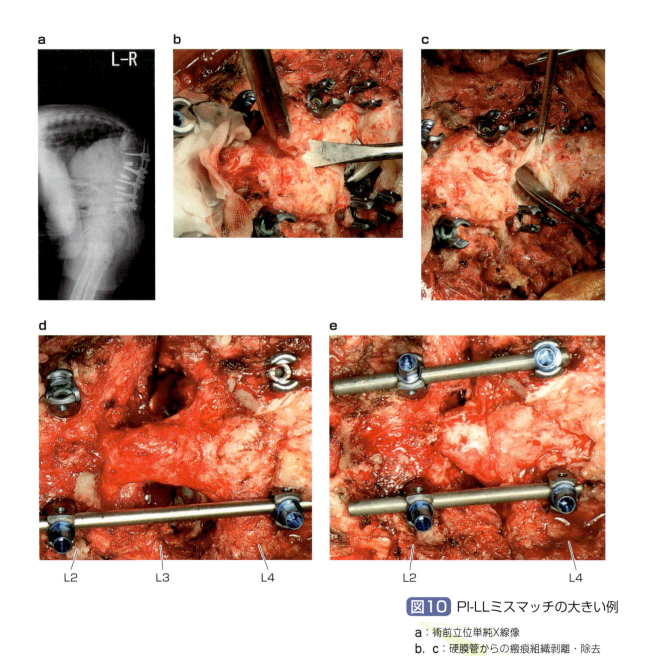図10a。

　L3椎弓根スクリューを抜去し，瘢痕組織を硬膜管から剥離・除去し 図10b，図10c，L3椎体に進入した。L3のPSOを行い 図10d，temporal rodを設置して後方要素を短縮して局所前弯を獲得した 図10e。UIVはT4として固定延長した。

a

b

c

d

L2　　　　　L3　　　　　L4

e

L2　　　　　　　　　　L4

図10 PI-LLミスマッチの大きい例

a：術前立位単純X線像
b，c：硬膜管からの瘢痕組織剥離・除去
d：L3のPSOを施行した
e：Temporal rodを設置して後方要素を短縮した

　骨切り部への負荷を考え，multi rod constructとした。近位部での前方要素欠損が大きいため 図10f，二期的にT11-L1前方固定術を追加した。

　LLは40°となりミスマッチは7°に改善した。術後1年でアライメント，バランスとも良好である 図10g。

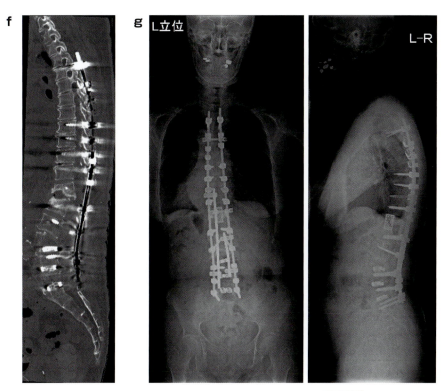

図10 PI-LLミスマッチの大きい例（つづき）

f：近位部での前方要素欠損が大きい
g：術後1年X線正・側面像

文献

1）Glattes RC, Bridwell KH, Lenke LG, et al. Proximal junctional kyphosis in adult spinal deformity following long instrumented posterior spinal fusion：incidence, outcomes, and risk factor analysis. Spine（Phila Pa 1976）2005；30：1643-9.
2）Lau D, Funao H, Clark AJ, et al. The clinical correlation of the Hart-ISSG Proximal Junctional Kyphosis Severity Scale with health-related quality-of-life outcomes and need for revision surgery. Spine（Phila Pa 1976）2016；41：213-23.
3）福田健太郎, 高橋勇一朗. 長範囲固定術後に既固定椎への椎体骨切り術を含むSalvage手術を要した症例の検討. J Spine Res 2016；7：1513-7.
4）Yagi M, Rahm M, Gaines R, et al. Characterization and surgical outcomes of proximal junctional failure in surgically treated patients with adult spinal deformity. Spine（Phila Pa 1976）2014；39：E607-14.

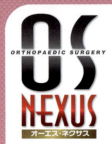

Ⅱ. トラブルシューティング
ロッド折損時のリカバリー手術

浜松医科大学整形外科学 大和 雄

Introduction

術前情報

●手術適応

近年行われている成人脊柱変形に対する骨盤を含めた広範囲矯正固定術では，術後にロッド折損が生じることがある[1,2]。ロッド折損に対する再手術の適応には一定の見解はない。ロッド折損は痛みや不安定感などの症状や，折損部での矯正損失を生じる。しかし，定期的に撮影するX線像でたまたまみつかる無症候例もある。

著者らの調査ではロッド折損症例のうち，約20％の症例ではまったく症状がなく，約30％の症例では痛みが一時的に出現するものの，その後改善していた。最終的には折損例のうち約70％の症例に再手術を施行しており，再手術に至る要因は，症状が続くことと矯正損失であった。

従って，著者らはロッド折損後に痛みや不安定感などの症状が続く症例，ロッド折損部に局所アライメントの変化があり，矯正損失が生じている症例を再手術の適応としている。

●手術計画

ロッド折損に対する手術には2つの目的がある。

1つは折損したロッドを再建し，さらに強固な固定性を得て再度のロッド折損を防ぐことである。ロッドの再建には各種のタンデム法があり，状況に応じて使い分ける 図1 ～ 図4 [3]。著者らは強固に固定するために，再建したロッドに加えてさらにサテライトロッドを2本追加固定している。

もう1つは骨癒合不全などの折損に至る原因部位があれば，同部に骨移植を行い骨癒合させることである。術前に画像上で明らかな骨癒合不全があれば，その部位に対して再度の骨移植を計画する。しかし，術前には骨癒合不全の部位がはっきりしない例も多く，術中の評価が重要である。

●各種タンデム法
全ロッド入れ替え 図1

ロッド折損部を含めて全ロッドを除去し，新規ロッドに入れ替える方法である。初回手術と同じ長さの切開と展開が必要であるが，コネクターを使用しないので強度的には優れていること，ロッドを接続する煩雑さがないことが利点である。

手術進行

1 皮切，展開
2 ロッド除去，瘢痕切除
3 評価
　・スクリュールースニング
　・脊椎不安定性
4 骨癒合母床作製と骨移植
5 ロッド設置
　・全ロッドの入れ替え
　・アキシャルコネクターの接続
　・オフセットコネクターの接続
　・サテライトロッドの設置
6 骨移植

アキシャルコネクターを用いた再建 図2

　椎体骨切り（3-column osteotomy）レベルでのロッド折損ではコネクトするスペースがあるために，アキシャルコネクターを用いた再建ができる。スペースがない部分でアキシャルコネクターを用いる際はスクリューの抜去が必要である。アキシャルコネクターを用いると接続が直線で並ぶために，再建しやすい。しかし，接続部での強度は新規ロッドに入れ替えた場合より若干劣る[4]。

オフセットコネクターを用いた再建

　ロッド折損部から遠位のロッドを除去し，近位のロッドの横にまでロッドを延長して，オフセットコネクターやクロスリンクで接続する方法である 図3，図4。ロッドを平行に並べる必要があり，多少無理なベンディングが必要となる。オフセットコネクターの使用では接続が難しいことがあり，クロスリンクのほうが自由度が高く使用しやすい。強度的にはほかのタンデム法と比べると単独ではやや劣る。

サテライトロッドでの補強

　コネクターでの接続では回旋力に対する剛性が劣ることが報告されている[4]。そのために，いずれのタンデム法を用いてもさらにサテライトロッドでの腰椎全体の補強を行う 図1 ～ 図4。サテライトロッドにより初期強度を高めると同時に，ロッドへのメカニカルストレスを分散させることができる[5]。

　いずれの方法を採るにせよ，術前計画が重要である。

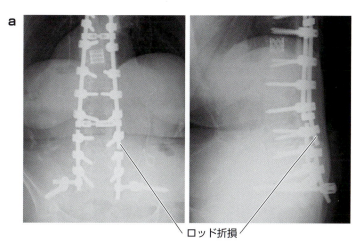

ロッド折損

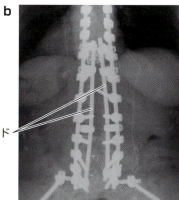

サテライトロッド

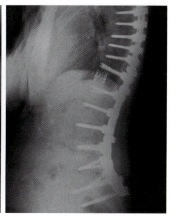

図1 全ロッド入れ替え例

a：ロッド折損後
b：再建術後

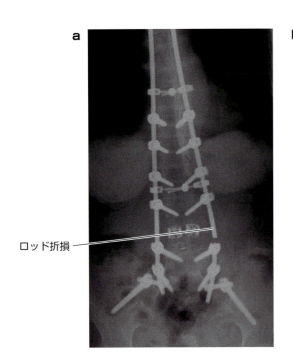
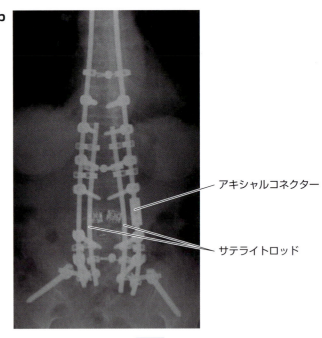

ロッド折損

アキシャルコネクター

サテライトロッド

図2 アキシャルコネクター使用例

a：ロッド折損後
b：再建術後

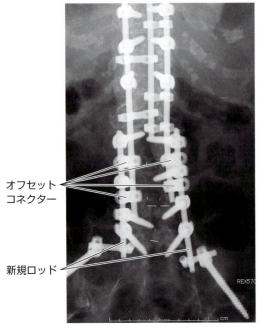
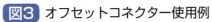

オフセット
コネクター

新規ロッド

図3 オフセットコネクター使用例

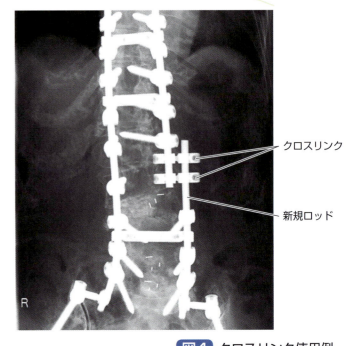

クロスリンク

新規ロッド

図4 クロスリンク使用例

---

❶瘢痕組織はfusion massや硬膜管の上で手早く剥離し切除する。瘢痕組織が厚く残存していると癒合不全（偽関節）部分がはっきりわかりにくい。また，サテライトロッドを設置するスペースがなく，骨移植母床の作製も行いにくい。

❷コネクターを用いてのロッド連結は，意外に煩雑である。ロッドをすべて入れ替えたほうが得てして手術時間が短く，出血も少量である。

❸サテライトロッドはロッドの再折損予防に有効である。設置部位は椎体の骨切りを施行した部位とL4からS1までを含む範囲がよい。

手術手技

1 皮切，展開

前回手術と同じ皮切を用いる。初回手術時に椎弓切除した部分では展開時の硬膜損傷に注意する。

瘢痕組織であるために完全な止血が難しいが止血を怠らずに展開する。スクリューの外側まで展開するとその後の操作がやりやすくなる。

2 ロッド除去，瘢痕切除

クロスリンクやロッドを除去する。ロッドは画像では気付かなかった意外な部位で折損していることがある。

椎弓上の瘢痕を切除する 図5。初回手術で椎弓切除や椎体の骨切りを施行した部位では，硬膜管を損傷しないようにしながらできるだけ瘢痕を切除する。ロッド折損の予防のためにサテライトロッド（4本ロッド）を追加することを考慮し，椎弓切除部も含めて瘢痕を切除する。瘢痕組織があるとサテライトロッドを設置するスペースがなくなる。

> **コツ&注意 NEXUS view**
>
> 硬膜管上の瘢痕組織を切除するにはコブエレベーターを用いるとよい。助手が瘢痕組織を持ち上げ，術者は硬膜管と瘢痕の間をコブエレベーターで切るように剥離していく。短時間で硬膜管上の瘢痕組織を切除できる 図5。

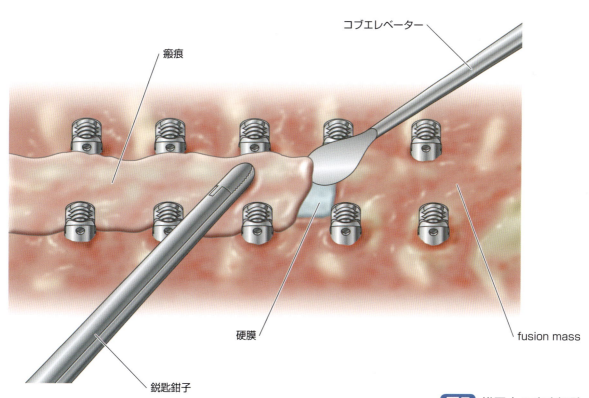

図5 椎弓上の瘢痕切除

瘢痕を持ち上げて，硬膜と瘢痕の間をコブエレベーターで剥離する。

145

ロッド除去後にスクリュールースニング（弛み）の有無と脊椎不安定性（骨癒合不全）の評価を行う。

スクリュールースニング

各スクリューのヘッドの動きをチェックする 図6a 。簡単に動くようならルースニングが生じている可能性がある。このようなスクリューにはドライバーをはめ込み少し抜いてみる 図6b 。簡単に抜けてくるようならルースニングがあるのでサイズアップして入れ替える。

脊椎不安定性

ロッド折損部の不安定性をスクリューと椎骨の動きで評価する。付近のスクリューをドライバーで保持し，押したり引いたりして周囲の椎骨の動きをチェックする 図6c 。椎体間で動きがある部分が骨癒合不全部位である。

ロッド折損部以外の部位もチェックする。特に固定近位端付近で可動性が残存していることが多い。なかにはまったく動きが観察できない症例もある。

> **コツ&注意 NEXUS view**
>
> ロッド折損部と骨癒合不全部は必ずしも一致しない。骨癒合不全の椎間に隣接した部位にロッド折損が生じることがあるために，注意して不安定性の評価を行う。

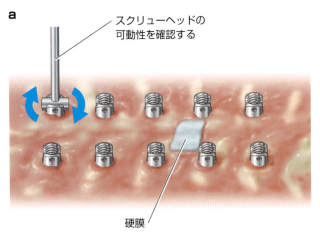

a
スクリューヘッドの可動性を確認する

硬膜

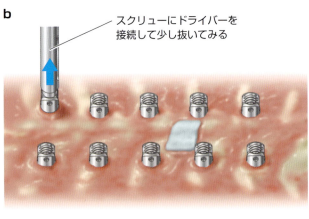

b
スクリューにドライバーを接続して少し抜いてみる

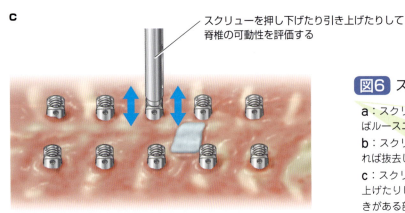

c
スクリューを押し下げたり引き上げたりして脊椎の可動性を評価する

図6 スクリューの弛みと脊椎不安定性の確認

a：スクリューヘッドの可動性を確認する。ヘッドが動けばルースニングが疑われる。

b：スクリューにドライバーを接続して回転させる。弛ければ抜去して，サイズアップしたスクリューを挿入する。

c：スクリューにドライバーを付けて，押し下げたり引き上げたりして，脊椎の可動性を評価している。明らかに動きがある部分は骨癒合不全と判断する。

4 骨癒合母床作製と骨移植

骨癒合不全の部位がはっきりしたら，骨癒合を得るために徹底的に軟部肉芽組織を除去し，骨癒合母床の作製を行う。

椎体間固定が可能な部位であれば椎体間固定を行う。横突起があれば横突起をしっかり展開露出して，décorticationを行う **図7**。

移植骨には残存した椎弓や棘突起を用いるが足りないことが多い。腸骨を採取するかハイドロキシアパタイトなどの人工骨を使用する。

> **コツ&注意　NEXUS view** /////
>
> 椎体骨切り部では骨移植が困難である例が多い。無理な椎体間固定の追加は神経合併症を引き起こす可能性があるために，まずは後方のロッドの再建を十分に行い，癒合不全部は圧迫固定する。前方要素の骨欠損が著しい場合は後日前方アプローチなど他の方法を考慮する。

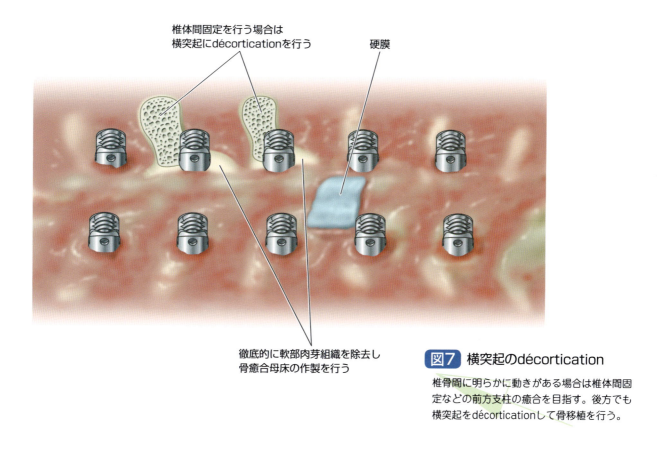

椎体間固定を行う場合は
横突起にdécorticationを行う

硬膜

徹底的に軟部肉芽組織を除去し
骨癒合母床の作製を行う

図7 横突起のdécortication

椎骨間に明らかに動きがある場合は椎体間固定などの前方支柱の癒合を目指す。後方でも横突起をdécorticationして骨移植を行う。

5 ロッド設置

全ロッドの入れ替え 図8

　ロッド折損してから時間が経っていなければ，術中体位で矯正損失は改善している。そこで新規ロッドはほぼ*in situ*でベンディングし，再度固定する。癒合不全部にはコンプレッションをかけて固定する。サテライトロッドの接続を考えて尾側はやや長めにしておく。

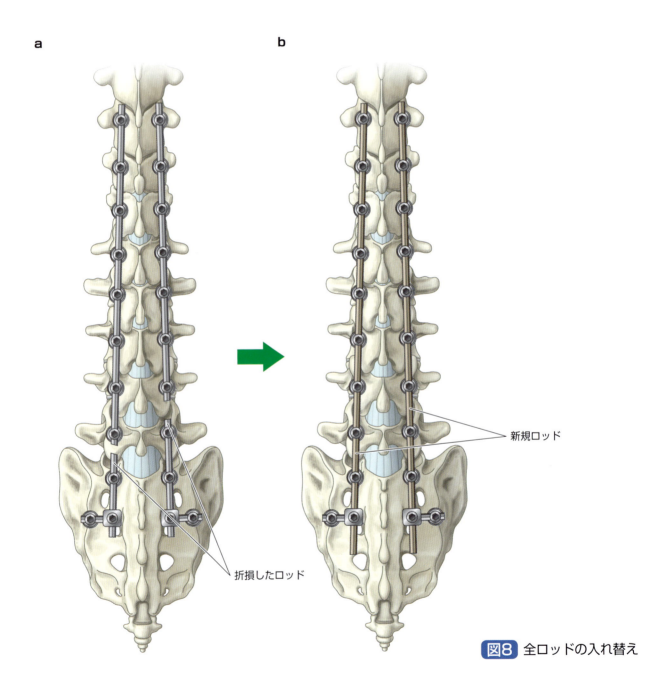

a　　　　　　　　　　　b

折損したロッド

新規ロッド

図8　全ロッドの入れ替え

アキシャルコネクターの接続

アキシャルコネクターを用いた接続には4〜5cmの直線部分が必要である。そのために元々スクリューが1本入っていない椎体の骨切り部や，直線であることが多い胸腰椎移行部での接続がよい適応である 図9a，図9b。

接続するスペースがない場合はスクリューを抜去する 図9c，図9d。セットスクリューを3本ほどはずし，*in situ* benderを用いてスクリューヘッドからロッドをはずす。スクリュー抜去後は再び*in situ* benderでロッドを元に戻す 図9e。

> **トラブル NEXUS view ///**
> アキシャルコネクター内のロッドはまっすぐでなくてはコネクトできないために，一度ロッドが曲がってしまうと伸ばすのに難渋することがある。

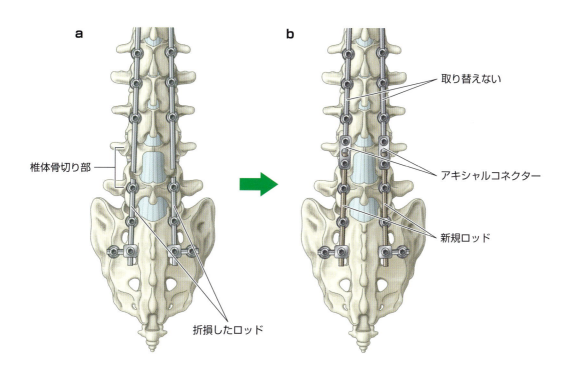

a

椎体骨切り部

折損したロッド

b

取り替えない

アキシャルコネクター

新規ロッド

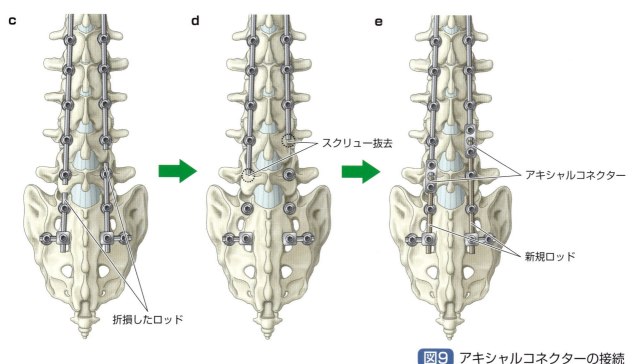

c

折損したロッド

d

スクリュー抜去

e

アキシャルコネクター

新規ロッド

図9 アキシャルコネクターの接続

オフセットコネクターの接続 図10

　オフセットコネクターでの接続にはアキシャルコネクターほどのスペースは必要ない。しかし，クローズドのオフセットコネクター接続部のロッドが完全に並行になる必要がある。クローズドコネクターのほうが固定性は良好であるが，接続が非常に難しい。サテライトロッドを用いてロッド折損部をまたぐようにしてクロスリンクを使用して接続する方法もある。しかし，さらにサテライトロッドでのマルチロッドにすることが難しく，強度が得られない。著者らはオフセットコネクターを用いた接続はあまり推奨しない。

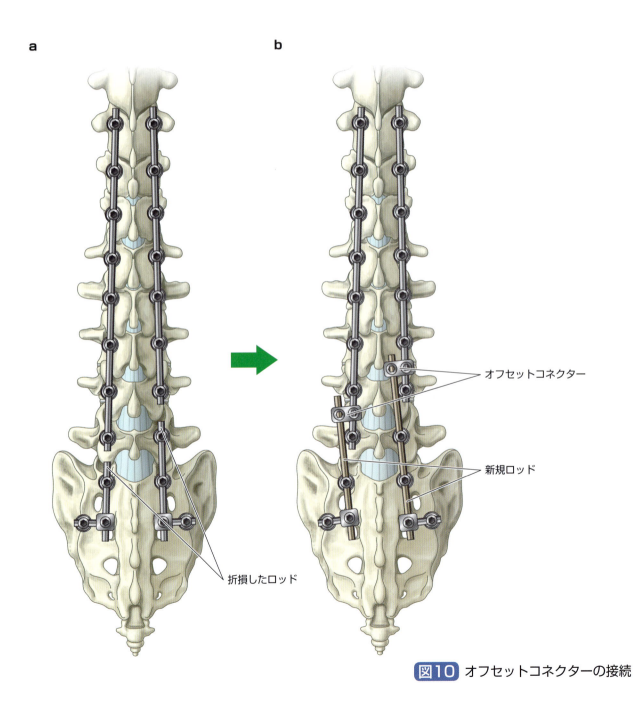

オフセットコネクター

新規ロッド

折損したロッド

図10 オフセットコネクターの接続

サテライトロッドの設置

　サテライトロッドはあらかじめ設置部のロッドに合わせてベンディングしておく。クローズド/オープンのコネクターをサテライトロッドに4個付けておき，オープン側をロッドにはめ込んでいく　図11a 。オープン側の固定スクリューを締める際に倒して，サテライトロッドが皮下に突出しないような位置で固定する。ロッド折損は下位腰椎レベルと椎体の骨切り部で生じることが多いために，サテライトロッドはこれらをカバーする範囲に設置する　図11b ，　図11c 。

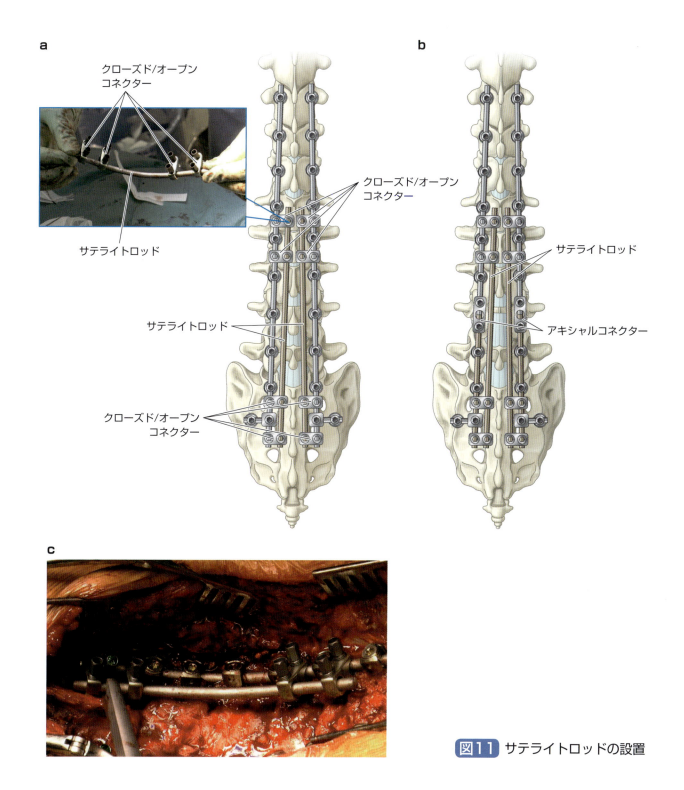

a

クローズド/オープン
コネクター

サテライトロッド

サテライトロッド

クローズド/オープン
コネクター

b

クローズド/オープン
コネクター

サテライトロッド

アキシャルコネクター

c

図11 サテライトロッドの設置

151

最後に癒合不全のある椎骨間に十分な骨移植を行う 図12 。

トラブル NEXUS view

コネクターを用いてのロッド接続は切開する範囲が少ない点では低侵襲である。しかし，小範囲の手術では骨癒合母床の作製や瘢痕の除去が不十分になりがちである。また，小さな切開でロッドを連結することは意外と難しい。そのためかえって手術時間や出血量が大きくなる。

コツ&注意 NEXUS view

タンデム法の選択には，①手術の術式，②患者の全身状態，③骨癒合の状態，④術者の裁量や好みがかかわってくる。ロッド折損の頻度が高い下位腰椎レベルの折損例では，コネクターでの接続が難しく，ロッドを入れ替えたほうが短時間で強固な固定ができることが多い。

ロッド折損は広範囲脊椎固定術後に比較的高頻度で生じる合併症である。理想的にはロッド折損の生じないような手術を初回手術で行うべきである。どのようにして確実に骨癒合を得るか，またどのようなインストゥルメントによる固定でロッド折損を防げるか[6]はいまだ不明であり，今後のわれわれの課題である。

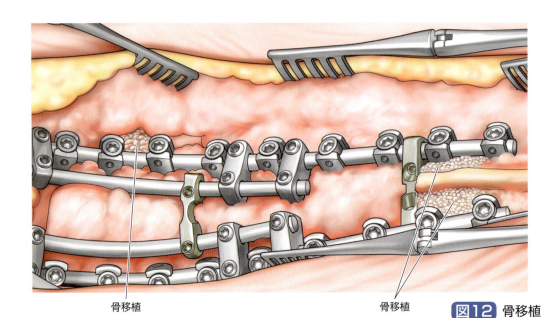

骨移植　　　　　　　　　　　　　骨移植

図12 骨移植

骨癒合不全箇所に骨移植を行う。

文献
1) Smith JS, Shaffrey E, Klineberg E, et al. Prospective multicenter assessment of risk factors for rod fracture following surgery for adult spinal deformity. J Neurosurg Spine 2014；21：994-1003.
2) Smith JS, Shaffrey CI, Ames CP, et al. Assessment of symptomatic rod fracture after posterior instrumented fusion for adult spinal deformity. Neurosurgery 2012；71：862-7.
3) Luca A, Lovi A, Galbusera F, et al. Revision surgery after PSO failure with rod breakage：a comparison of different techniques. Eur Spine J 2014；23 Suppl 6：S610-5.
4) Scheer JK, Tang JA, Deviren V, et al. Biomechanical analysis of revision strategies for rod fracture in pedicle subtraction osteotomy. Neurosurgery 2011；69：164-71.
5) Luca A, Ottardi C, Sasso M, et al. Instrumentation failure following pedicle subtraction osteotomy：the role of rod material, diameter, and multi-rod constructs. Eur Spine J 2017；26：764-70.
6) Hyun SJ, Lenke LG, Kim YC, et al. Comparison of standard 2-rod constructs to multiple-rod constructs for fixation across 3-column spinal osteotomies. Spine（Phila Pa 1976）2014；39：1899-904.

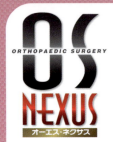

Ⅱ. トラブルシューティング

脊椎instrumentationの術後感染対策

国際医療福祉大学医学部整形外科学　**船尾　陽生**

国際医療福祉大学医学部整形外科学　**石井　賢**

Introduction

術前情報

　近年の高齢社会や脊椎instrumentation技術の発展により，インプラントを用いた脊椎手術が普及してきた一方で，手術部位感染（surgical site infection；SSI）も増加しており，深刻な問題となっている。

　2015年の厚生労働省院内感染対策サーベイランス事業（Japan Nosocomial Infections Surveillance；JANIS）の調査によると，脊椎手術後のSSI発生率は椎弓切除術で1.6％，脊椎instrumentation手術では2.2％と報告されている[1]。

　山田ら[2]の行った多施設研究によると，脊椎instrumentation術後のSSI発生率は，人工骨頭置換術や人工関節置換術に比べ，オッズ比で4.2倍有意に高かったと報告している。また，アメリカの調査では脊椎手術後のSSIは2.1％に発生し，変性疾患では1.4％，脊柱変形矯正手術では4.2％，脊髄損傷などの外傷手術では9.4％と，疾患や術式によっても発生率に差が認められた[3,4]。

　脊椎手術におけるSSIの危険因子には，前述した疾患や術式のほか，①高年齢，②男性，③ステロイド使用，④糖尿病，⑤喫煙，⑥アメリカ麻酔科学会術前状態分類［American Society of Anesthesiologists（ASA）　physical status classification］スコア，⑦肥満，⑧低栄養，⑨手術高位，⑩固定椎間数，⑪出血量および輸血の有無，⑫手術時間などが報告されている[5~17]。

　Abdallahら[18]の行ったメタアナリシス調査によると，body mass index（BMI）とSSI発生率には正の相関があり，BMIが5上昇するとSSIのリスク増加は21％に上ると報告されている。

　SSIが医療経済に与える影響も大きく，2001～2009年のアメリカでの調査では，人工関節置換術後のSSIに対するrevision手術などにかかるコストは，年間3億2000万ドルから5億6600万ドルに上昇し，さらに2020年までには16億2000万ドルを超えると予測されている[19]。

　カテーテルなど抜去を前提とした生体材料による感染症は，抜去のみで感染は治癒しうるが，人工関節や脊椎instrumentationなど生体内に留置することを前提としたインプラントでは，抜去困難となる状況も少なくなく，感染は遷延化しうる。メチシリン耐性黄色ブドウ球菌（methicillin-resistant *Staphylococcus aureus*；MRSA）などの多剤耐性菌感染や，高齢者・易感染性宿主におけるSSIではさらに治療に難渋し，長期にわたる抗菌薬治療やrevision手術などにより，患者の健康や生存率にも影響を及ぼす[20,21]。SSIの早期診断と適切な治療は，術後アウトカムの悪化防止や，さらなる合併症回避のためにもきわめて重要と考えられる。

❶脊椎instrumentation術後感染においては，感染の深度や発症時期に応じた対策が必要である。

❷安易な抗菌薬の先行投与は起因菌の同定率を低下させるため，第一に細菌学的検査を優先する。

❸脊椎instrumentation温存の可否，各種抗菌薬の選択および投与期間の見極めが肝要である。

術後感染

1 術後感染の分類

SSIは感染の深度[22]や発症時期[23～25]によって，①表層感染，②深部感染，③早期感染，④遅発性感染に分類されている。各々の特徴を知ることは適切な治療を行ううえで重要である。

表層感染，深部感染

脊椎instrumentation術後の表層感染は，皮膚もしくは皮下レベルの感染で，深部感染は筋膜より深部での感染と定義されている[23]。脊椎instrumentation術後におけるSSIの発生機序は，表層感染では縫合糸膿瘍や癒合不全などが，深部感染では特にインプラント表面でのバイオフィルム形成によるものが考えられる。

早期感染

術後30日以内に発生する早期術後感染は，術中の細菌混入によるものと考えられている。典型的な症状として，術後2～3週間以内に発熱，創部の発赤，腫脹，熱感，圧痛，また高率に創部からの滲出を認める。

遅発性感染

遅発性感染は一般に，創部が一度治癒しているにもかかわらず発症する術後感染で，術中の細菌混入のほか，尿路感染など遠隔部位からの感染も原因として考えられる。

遅発性感染の発症時期に明確な定義はなく，術後10日以降あるいは1年以上経過するものと報告はさまざまであるが，一般的には術後3カ月以降で発症するものを遅発性感染としている[23～25]。特に，脊椎instrumentation手術においては術後数年の経過を経ても，術後感染が原因となるinstrumentation failureや偽関節などをきたすことがあり，注意が必要である。

2 術後感染の診断

早期感染では，前述した発熱，創部の発赤，腫脹，熱感，圧痛，創部からの滲出などといった症状が出現するのに対し，遅発性感染では明らかな発熱や創部の異常を認めないことも多く，腰痛や神経症状の再燃などのみで，診断の遅れとなることも少なくない。血液所見では白血球数の上昇や好中球の左方移動，また赤沈やCRPの上昇が診断，治療効果判定ともに有用である[26,27]。画像診断においては単純X線像やCT，MRIが有用である。

術後早期のインプラントのルースニング（弛み），術後早期の隣接椎間の椎間高の減少，軟部組織の腫脹，椎体終板のerosionなどは単純X線像やCTでも確認しうる所見である。しかしながら，これらの所見は感染から数週間経過して診断できることも少なくなく，早期診断にはMRIが望ましい。MRIは，椎間板炎や椎体炎，そのほかに硬膜外膿瘍や軟部組織内の膿瘍の有無などの診断に有用である。しかしながら，膿瘍と無菌性の漿液貯留との判別が困難なことも少なくないため，造影でのMRIも考慮するべきである[28,29]。

近年では，遅発性感染の診断にfluorine-18（F-18）fluorodeoxyglucose-positron emission tomography（FDG-PET）の有用性が報告されているが[30]，急性期の感染には有用性が低く，設備や検査費が高額であるため限られた施設でのみ実施可能で，広くは用いられていない。

3 起因菌の同定

脊椎instrumentation術後感染の治療にあたり，起因菌の同定はきわめて重要である。一般的な菌の同定法には，血液培養，ドレーン先の培養，膿瘍や局所の感染組織の培養などがある。穿刺液や摘出した組織は病理学的検査とともに，一般細菌培養に提出する。また結核性脊椎炎の鑑別診断は重要で，上記に加え結核菌の培養・塗抹・PCR検査を行う。

脊椎instrumentation術後感染の起因菌としては，黄色ブドウ球菌が最も頻度が高く，そのほとんどがメチシリン感受性黄色ブドウ球菌（methicillin-sensitive *Staphylococcus aureus*；MSSA）であるが，近年ではMRSAの発生率が上昇している。

Abdul-Jabbarら[31]は，起因菌として黄色ブドウ球菌が45.2%，表皮ブドウ球菌が31.4%であったと報告し，MRSA感染は黄色ブドウ球菌感染の34%でみられ，特に再手術例では47.4%を占めていたと報告した。一方，*Enterococcus*，*E.coli*，*Propriobacterium*，*Peptostreptococcus*などのグラム陰性菌は，SSIの30.5%に認められ，仙骨に至る脊椎手術例で多く認められた。

Thakkarら[32]は，鼻腔のMRSA感染陽性患者と陰性患者では，SSI発生率がそれぞれ8%と0.61%であったと報告した。*Propionibacterium acnes*（*P.acnes*）はこれまで検査時のコンタミネーションと考えられていたが，instrumentationを用いた遅発性感染では*P.acnes*自体が起因菌であるという報告が散見されるようになった[33〜35]。*P.acnes*などの弱毒菌の培養には1〜2週間を要することもあるため，検査室スタッフにも周知する必要がある。

コツ&注意 NEXUS view

脊椎instrumentation術後感染に対する安易な抗菌薬の先行投与は，起因菌の同定率を減少させる。術後感染を疑った場合は，まず第一に血液培養あるいは局所培養などの細菌学的検査を優先し，その後速やかに抗菌薬の投与を開始すべきである。

4 術後感染の治療

脊椎instrumentationの術後感染に対する治療はいまだ確立されたものがないものの，大きく2つの留意事項がある。1つは脊椎instrumentation温存の可否と，もう1つは抗菌薬の投与期間である。

以前は，脊椎instrumentation術後感染に対してインプラントを抜去すべきであるという考え方が多かったが，近年ではインプラントの抜去によりアライメントの悪化や構築性の破綻による不利益を考慮し，可能な限り温存するというパラダイムシフトがある。インプラント温存の可否に関しては，バイオフィルム形成の観点から，術後感染の発症時期も重要な要素である。

早期感染に対する治療法

早期感染に対する治療法はさまざまであり，洗浄・デブリドマン，閉鎖式持続灌流，抗菌薬含有ビーズの留置などである[36,37]。

閉鎖式持続灌流の有用性については多くの報告があるが，灌流の期間は5日〜2週間程度とするもの，もしくはCRPあるいはESRが陰性化するまで持続するものが多い。

可及的速やかな洗浄・デブリドマン手術は，インプラント表面のバイオフィルム形成を予防し，全身的な抗菌薬投与による効果も促進する。さらに，インプラントを温存できることにより臨床成績も良好である。しかしながら，単回の洗浄・デブリドマン手術では感染を鎮静化できないことも少なくなく，多数回の洗浄・デブリドマン手術を要することもある。

DiPaolaら[38]は，多数回の洗浄・デブリドマン手術を要する危険因子として，①MRSA感染，②糖尿病，③インプラントの存在，④腰仙椎部を含む手術，⑤人工骨もしくは同種骨移植（自家骨移植以外の骨移植）を報告している。

遅発性感染に対する治療法

遅発性感染の多くは，バイオフィルム形成能のある細菌感染が考えられるため，インプラントの抜去や再置換を考慮する必要がある[24]。遅発性感染では，早期感染に比較して骨癒合や線維性の癒合が得られていることもあり，インプラント抜去が可能とも考えられるが，インプラント抜去による偽関節や矯正損失をきたす可能性があるため慎重に考慮するべきである[39]。しかしながら，遅発性感染においてはインプラントを温存することが容易でないことも多く，Hoら[25]はインプラント温存による感染の再発率は50％に上ったと報告している。

Sierra-Hoffmanら[40]は，30日以内の早期感染に対し，洗浄・デブリドマン手術と長期抗菌薬治療により89.5％の患者で感染が鎮静化したが，術後30日以上経過した遅発性感染では85.7％の患者で，最終的にインプラントの抜去を要したと報告している。

Vacuum-assisted closure療法

近年，皮膚欠損を伴い，インプラントが露出した難治性の脊椎instrumentation術後感染に対する治療として，vacuum-assisted closure（VAC）療法が有用という報告が散見される[41]。

VACは持続的な陰圧により，創部の滲出を排出し，組織の血流を促進，また肉芽組織の造成を促す。デブリドマンを十分行った後に，スポンジを創部にあてがい密閉を保ちながら持続的な陰圧をかける。スポンジは2〜7日間に1回は交換する必要がある。しかしながら，敗血症や大量出血などの合併症も報告されているので，施行においては注意深い経過観察が必要である[42]。

VACによる効果が不十分にもかかわらず，インプラントの温存に固執することはときに危険である。インプラントを抜去して感染が十分に鎮静化した後に，再置換を考慮すべきである。

コツ&注意 NEXUS view

著者らは，早期感染に関してはできる限りインプラントを温存した治療を考慮しているが，遅発性感染に対しては，全身状態や血液所見，画像所見などを総合的に判断して，感染の遷延化による局所あるいは全身状態の悪化が危惧される場合，またインプラントの顕著な弛みなどを生じている場合は，躊躇せずインプラントの抜去を考慮すべきと考えている。

コツ&注意 NEXUS view

脊椎instrumentation術後の感染と診断した場合，あるいは強く疑われる場合には，インプラント表面のバイオフィルム形成を予防するため，可及的早期の洗浄・デブリドマン手術が望ましい。

多数回施行する可能性があることは，インフォームドコンセントにおいて重要である。

洗浄法

　明らかな表層感染症例では，深部まで安易に展開すると細菌感染が深部に波及する可能性があるため，洗浄・デブリドマンは表層のみにとどめるか，浅層から深層へ順序を追って行う。

　深部感染が疑われる症例では，感染が一部にとどまっていると思われる症例でも，インプラント表面にバイオフィルムを形成している可能性が高い。感染壊死組織や血流不良と思われる組織の徹底的なデブリドマンのほか，パルス洗浄によるインプラントの大量洗浄を行う 図1 。

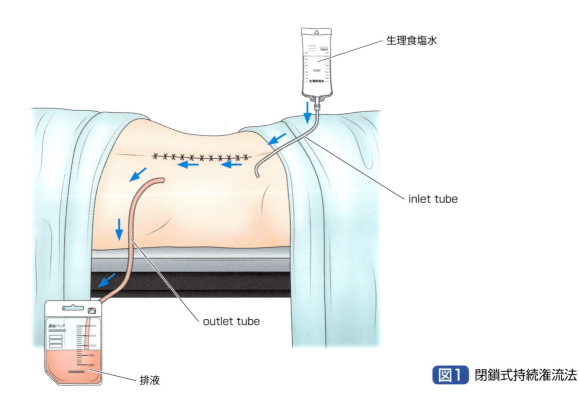

生理食塩水

inlet tube

outlet tube

排液

図1 閉鎖式持続灌流法

インプラント抜去の見極め

　術後30日以上経過している症例では，インプラント表面にバイオフィルムを形成している可能性が高い。インプラントの温存のため，洗浄・デブリドマン手術，閉鎖式持続灌流，抗菌薬含有ビーズの留置などを試みるが，感染が制御できない場合，あるいはインプラントの弛みが明らかな場合などは，抜去や再置換（一期的もしくは二期的）を検討する。

> **トラブル　NEXUS view** ///
>
> 　遅発性感染では瘢痕が形成されているため，正常組織と感染組織の判別が難しいことがある。特に，神経組織や血管の損傷には十分留意する必要がある。硬膜損傷により細菌の髄液混入から髄膜炎を生じた場合，あるいは大血管損傷などは致死的合併症となりうる。

5　抗菌薬の投与法

　脊椎instrumentation術後感染の治療におけるもう1つの留意事項として，抗菌薬の選択と投与期間が挙げられる。抗菌薬の選択は，培養結果および抗菌薬の感受性に基づいて行うことはいうまでもないが，投与期間についての明確なコンセンサスはなく，一般に6〜8週間の経静脈的な抗菌薬投与が推奨されている[40,43]。経静脈的な抗菌薬投与の後，内服による抗菌薬追加投与の期間についても明確なエビデンスはないが，CRPやESRが陰性化するまで，あるいは術後1年程度の予防的投与が効果的とする考え方もある。Kowalskiら[44]は，抗菌薬の長期投与を行った群と行わなかった群の感染鎮静化の成功率は，それぞれ80％と33％であったと報告している。

　MRSA感染に対する抗菌薬治療は，過去においては短期間のバンコマイシン単独投与が推奨されていたが，血液所見上の鎮静化のみでMRSA脊椎炎の進行を予防しえないとする報告があり[45]，最低8週間のバンコマイシン長期治療や[46]，リファンピシンやゲンタマイシンなどとの多剤併用投与を提唱する報告もある[47]。また，点滴治療で感染が鎮静化した後も，12週以上の経口抗菌薬の投与が推奨されており，一般にリファンピシンやミノサイクリンもしくはST合剤との併用がある[45]。

　しかしながら，コンプライアンスや副作用の問題もあり，投与の継続が難しいことも少なくない。近年では，リネゾリドの単独投与によるMRSA脊椎炎の鎮静化例も報告されているが，骨髄抑制による汎血球減少を生じる可能性があるので，投与に際しては血液所見などのモニタリングを行い，副作用の出現には十分留意する必要がある[48]。

抗菌薬使用のテクニック

　起因菌同定のため，細菌学的検査の前に安易な抗菌薬投与は極力行わない。起因菌に応じた抗菌薬や投与期間を考慮することが重要である。

　可能な限り速やかに感染症内科など，院内あるいは院外の感染症専門医と連携を図ることが肝要である。

　長期にわたる抗菌薬投与による肝機能障害・腎機能障害のほか，偽膜性腸炎などの副作用の出現にも十分留意する。

症例提示

脊椎instrumentation術後の早期感染 図2 と遅発性感染 図3 の症例を示す。

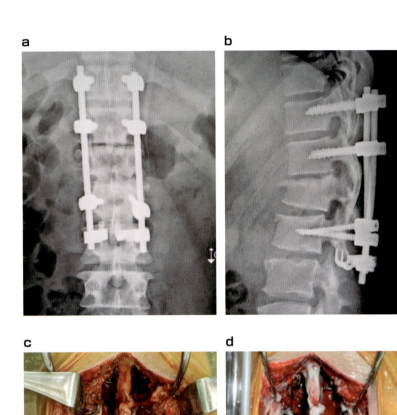

a

b

c

d

図2 脊椎instrumentation術後の
早期感染

35歳，男性。BMIは37であった。飛び降り
によりL1の破裂骨折および両下腿骨骨折を受
傷。Th11-L2後方固定術を施行した。
術後約1週間で発熱および創部からの滲出も
認めたため，早期の術後感染と判断し，血液
および創部培養を行った後，洗浄・デブリド
マン手術を行った。創部からMRSAが検出さ
れ，バンコマイシン点滴およびリファンピシ
ン内服による抗菌薬治療を約3週間行い，そ
の後リファンピシンおよびST合剤による内
服治療を約1カ月行った。精神的な問題もあ
り，抗菌薬の長期投与は難しかったが，幸い
感染の再燃を認めず，インプラントは温存可
能であった。

a，b：Th11-L2後方固定術後単純X線像
a：正面像
b：側面像
c：洗浄・デブリドマン前
d：洗浄・デブリドマン後

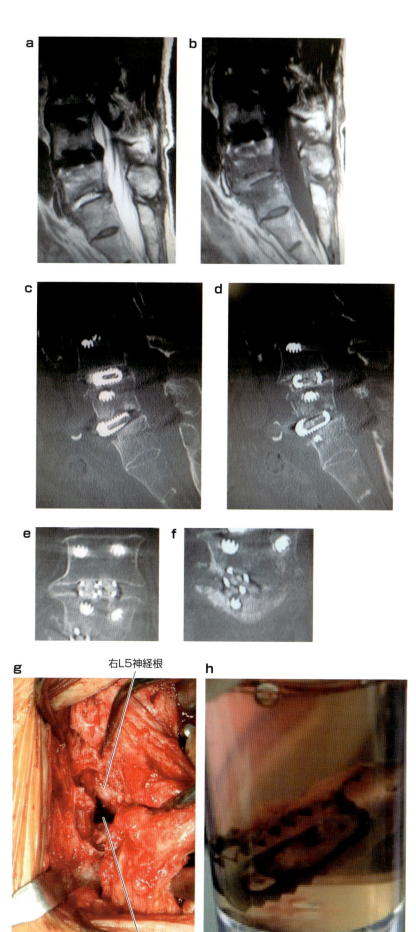

右L5神経根

右L5/S1椎間

図3 脊椎instrumentation術後の遅発性感染

78歳，女性。L4の変性すべり症とL5/S1外側狭窄症に対し，L4/5/S1の後方椎体間固定術を施行した。血液検査や創部癒合も良好で，特に感染兆候を認めず術後2週で退院となった。術後2カ月で，腰痛および右下肢痛が再燃したが，発熱はなく創部にも特に所見を認めなかった。MRIでは，椎間板内に膿瘍を疑わせる所見と，L5およびS1椎体の輝度変化を認めた（**a**, **b**）。CTでは，L4/5の骨癒合傾向は良好であったが，L5/S1のケージ周囲には骨溶解像を認めた（**c～f**）。

L5/S1のケージ周囲感染，すなわち遅発性の深部感染と診断し，ケージ周囲の骨溶解と，顕著な弛みを生じていたため，L5/S1のケージ抜去と腸骨移植術，また一期的に右側の椎弓根スクリュー・ロッドの交換を施行した（**g**, **h**）。血液および創部のいずれからも起因菌は同定されず，感染症内科と相談のうえ，MSSAターゲットにセファゾリン投与による抗菌薬治療を6週間，その後クラビット®（第一三共社）による内服治療を約3カ月行った。その後，感染の再発を認めず約1年でL5/S1の骨癒合が得られ，腰痛および右下肢痛も改善した。

a：MRI T2強調矢状断像
b：MRI T1強調矢状断像
c：CT矢状断像1
d：CT矢状断像2
e：L4/5 CT冠状断像
f：L5/S1 CT冠状断像
g：腸骨移植術中写真
h：抜去したL5/S1ケージ

文献

1) 厚生労働省院内感染対策サーベイランス事業（JANIS）：SSI部門．［https://janis.mhlw.go.jp/report/ssi.html］．

2) 山田浩司, 穂積高弘, 山川聖史, ほか. 脊椎インスツルメンテーション手術は人工関節置換術よりSSIリスクが高い－多施設共同SSIデータベース中間解析結果－. J Spine Res 2015；6：284.

3) Blam OG, Vaccaro AR, Vanichkachorn JS, et al. Risk factors for surgical site infection in the patient with spinal injury. Spine（Phila Pa 1976）2003；28：1475-80.

4) Smith JS, Shaffrey CI, Sansur CA, et al. Rates of infection after spine surgery based on 108,419 procedures：a report from the Scoliosis Research Society Morbidity and Mortality Committee. Spine（Phila Pa 1976）2011；36：556-63.

5) Apisarnthanarak A, Jones M, Waterman BM, et al. Risk factors for spinal surgical-site infections in a community hospital：a case-control study. Infect Control Hosp Epidemiol 2003；24：31-6.

6) Epstein NE. Do silver-impregnated dressings limit infections after lumbar laminectomy with instrumented fusion？Surg Neurol 2007；68：483-5.

7) Fang A, Hu SS, Endres N, et al. Risk factors for infection after spinal surgery. Spine（Phila Pa 1976）2005；30：1460-5.

8) Friedman ND, Sexton DJ, Connelly SM, et al. Risk factors for surgical site infection complicating laminectomy. Infect Control Hosp Epidemiol 2007；28：1060-5.

9) Kanafani ZA, Dakdouki GK, El-Dbouni O, et al. Surgical site infections following spinal surgery at a tertiary care center in Lebanon：incidence, microbiology, and risk factors. Scand J Infect Dis 2006；38：589-92.

10) Klekamp J, Spengler DM, McNamara MJ, et al. Risk factors associated with methicillin-resistant staphylococcal wound infection after spinal surgery. J Spinal Disord 1999；12：187-91.

11) Linam WM, Margolis PA, Staat MA, et al. Risk factors associated with surgical site infection after pediatric posterior spinal fusion procedure. Infect Control Hosp Epidemiol 2009；30：109-16.

12) Maragakis LL, Cosgrove SE, Martinez EA, et al. Intraoperative fraction of inspired oxygen is a modifiable risk factor for surgical site infection after spinal surgery. Anesthesiology 2009；110：556-62.

13) Olsen MA, Mayfield J, Lauryssen C, et al. Risk factors for surgical site infection in spinal surgery. J Neurosurg 2003；98（2 Suppl）：149-55.

14) Schimmel JJ, Horsting PP, de Kleuver M, et al. Risk factors for deep surgical site infections after spinal fusion. Eur Spine J 2010；19：1711-9.

15) Schuster JM, Rechtine G, Norvell DC, et al. The influence of perioperative risk factors and therapeutic interventions on infection rates after spine surgery：a systematic review. Spine（Phila Pa 1976）2010；35（9 Suppl）：S125-37.

16) Veeravagu A, Patil CG, Lad SP, et al. Risk factors for postoperative spinal wound infections after spinal decompression and fusion surgeries. Spine（Phila Pa 1976）2009；34：1869-72.

17) Abdul-Jabbar A, Takemoto S, Weber MH, et al. Surgical site infection in spinal surgery：description of surgical and patient-based risk factors for postoperative infection using administrative claims data. Spine（Phila Pa 1976）2012；37：1340-5.

18) Abdallah DY, Jadaan MM, McCabe JP. Body mass index and risk of surgical site infection following spine surgery：a meta-analysis. Eur Spine J 2013；22：2800-9.

19) Kurtz SM, Lau E, Watson H, et al. Economic burden of periprosthetic joint infection in the United States. J Arthroplasty 2012；27（8 Suppl）：61-5.

20) Darouiche RO. Treatment of infections associated with surgical implants. N Engl J Med 2004；350：1422-9.

21) Toms AD, Davidson D, Masri BA, et al. The management of peri-prosthetic infection in total joint arthroplasty. J Bone Joint Surg Br 2006；88：149-55.

22) Anderson DJ, Kaye KS, Classen D, et al. Strategies to prevent surgical site infections in acute care hospitals. Infect Control Hosp Epidemiol 2008；29 Suppl 1：S51-61.

23) Sasso RC, Garrido BJ. Postoperative spinal wound infections. J Am Acad Orthop Surg 2008；16：330-7.

24) Hedequist D, Haugen A, Hresko T, et al. Failure of attempted implant retention in spinal deformity delayed surgical site infections. Spine（Phila Pa 1976）2009；34：60-4.

25) Ho C, Sucato DJ, Richards BS. Risk factors for the development of delayed infections following posterior spinal fusion and instrumentation in adolescent idiopathic scoliosis patients. Spine（Phila Pa 1976）2007；32：2272-7.

26) Kang BU, Lee SH, Ahn Y, et al. Surgical site infection in spinal surgery：detection and management based on serial C-reactive protein measurements. J Neurosurg Spine 2010；13：158-64.

27) Takahashi J, Shono Y, Hirabayashi H, et al. Usefulness of white blood cell differential for early diagnosis of surgical wound infection following spinal instrumentation surgery. Spine（Phila Pa 1976） 2006；31：1020-5.

28) Beiner JM, Grauer J, Kwon BK, et al. Postoperative wound infections of the spine. Neurosurg Focus 2003；15：E14.

29) Smith AS, Blaser SI. Infectious and inflammatory processes of the spine. Radiol Clin North Am.1991；29：809-27.

30) Strobel K, Stumpe KD. PET/CT in musculoskeletal infection. Semin Musculoskelet Radiol 2007；11：353-64.

31) Abdul-Jabbar A, Berven SH, Hu SS, et al. Surgical site infections in spine surgery： identification of microbiologic and surgical characteristics in 239 cases. Spine（Phila Pa 1976） 2013；38：E1425-31.

32) Thakkar V, Ghobrial GM, Maulucci CM, et al. Nasal MRSA colonization： impact on surgical site infection following spine surgery. Clin Neurol Neurosurg 2014；125：94-7.

33) Bémer P, Corvec S, Tariel S, et al. Significance of Propionibacterium acnes-positive samples in spinal instrumentation. Spine（Phila Pa 1976） 2008；33：E971-6.

34) Shiono Y, Watanabe K, Hosogane N, et al. Sterility of posterior elements of the spine in posterior correction surgery. Spine（Phila Pa 1976） 2012；37：523-6.

35) Shiono Y, Ishii K, Nagai S, et al. Delayed Propionibacterium acnes surgical site infections occur only in the presence of an implant. Sci Rep 2016；6：32758.

36) Rohmiller MT, Akbarnia BA, Raiszadeh K, et al. Closed suction irrigation for the treatment of postoperative wound infections following posterior spinal fusion and instrumentation. Spine（Phila Pa 1976） 2010；35：642-6.

37) Glassman SD, Dimar JR, Puno RM, et al. Salvage of instrumental lumbar fusions complicated by surgical wound infection. Spine（Phila Pa 1976） 1996；21：2163-9.

38) Dipaola CP, Saravanja DD, Boriani L, et al. Postoperative infection treatment score for the spine（PITSS）：construction and validation of a predictive model to define need for single versus multiple irrigation and debridement for spinal surgical site infection. Spine J 2012；12：218-30.

39) Potter BK, Kirk KL, Shah SA, et al. Loss of coronal correction following instrumentation removal in adolescent idiopathic scoliosis. Spine（Phila Pa 1976） 2006；31：67-72.

40) Sierra-Hoffman M, Jinadatha C, Carpenter JL, et al. Postoperative instrumented spine infections： a retrospective review. South Med J 2010；103：25-30.

41) Yuan-Innes MJ, Temple CL, Lacey MS. Vacuum-assisted wound closure： A new approach to spinal wounds with exposed hardware. Spine（Phila Pa 1976） 2001；26：E30-3.

42) Jones GA, Butler J, Lieberman I, et al. Negative-pressure wound therapy in the treatment of complex postoperative spinal wound infections：Complications and lessons learned using vacuum-assisted closure. J Neurosurg Spine（Phila Pa 1976） 2007；6：407-11.

43) Quiñones-Hinojosa A, Jun P, Jacobs R, et al. General principles in the medical and surgical management of spinal infections：a multidisciplinary approach. Neurosurg Focus 2004；17：E1.

44) Kowalski TJ, Berbari EF, Huddleston PM, et al. The management and outcome of spinal implant infections：contemporary retrospective cohort study. Clin Infect Dis 2007；44：913-20.

45) Gelfand MS, Cleveland KO. Vancomycin therapy and the progression of methicillin-resistant Staphylococcus aureus vertebral osteomyelitis. South Med J 2004；97：593-7.

46) Jensen AG, Espersen F, Skinhøj P, et al. Bacteremic Staphylococcus aureus spondylitis. Arch Intern Med 1998；158：509-17.

47) Aspinall SL, Friedland DM, Yu VL, et al. Recurrent methicillin-resistant Staphylococcus aureus osteomyelitis：combination antibiotic therapy with evaluation by serum bactericidal titers. Ann Pharmacother 1995；29：694-7.

48) Yunde A, Inage K, Orita S, et al. Effective treatment of post-spinal fusion methicillin-resistant Staphylococcus aureus vertebral osteomyelitis with linezolid in a renal-transplant patient. BMC Res Notes 2015；8：708.

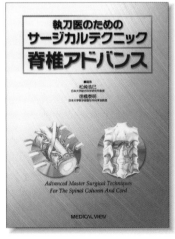

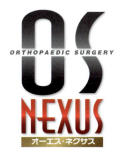

次号予告
2018年7月刊行予定

No.15

膝関節手術の落とし穴
コツと工夫で攻略できる

編集担当　宗田　大

＊項目は一部変更になる場合がございます。

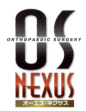

バックナンバーのご案内

No.11 スポーツ復帰のための手術　肩・肘

編集　岩崎倫政／ 184ページ，2017年7月発行，定価11,880円（8%税込）

Ⅰ. 肩

スポーツによる肩関節不安定症の病態と診断／超音波によるスポーツ肩・肘障害の診断／肩鎖関節脱臼に対する鏡視下烏口鎖骨靱帯再建術／スポーツ選手に対する腱板断裂修復術／外傷性肩関節前方不安定症に対する鏡視下Latarjet-Bankart法／外傷性肩関節前方不安定症に対する直視下Latarjet-Bankart法／loose shoulderに対する手術療法／スポーツによる胸郭出口症候群の診断と手術法

Ⅱ. 肘

スポーツによる尺骨神経障害に対する手術法／肘頭骨端離開・疲労骨折に対する診断と手術法／肘内側側副靱帯再建術／肘離断性骨軟骨炎に対する膝骨軟骨柱移植術／肘離断性骨軟骨炎に対する肋骨肋軟骨柱移植術／上腕骨外側上顆炎（難治例）に対する手術療法　関節鏡下手術／肘関節外側不安定症に対する手術療法／肘スポーツ障害に対する鏡視下手術

No.12 股関節の再建法　成功への準備とコツ

編集　中村　茂／ 230ページ，2017年10月発行，定価11,880円（8%税込）

Ⅰ. 初回人工股関節全置換術

Direct anterior approach（DAA）／ AL-supine approach（ALSA）／側臥位anterolateral approach／ Direct lateral approachによる人工股関節全置換術／ Posterior approach－ナビゲーション使用／セメント使用人工股関節全置換術

Ⅱ. 再置換術

弛みのないステムの抜去術／セメントレスステムの再置換術／セメント使用ステムの再置換術／人工股関節感染に対する一期的再置換術／人工股関節感染に対する二期的再置換術／同種骨を用いた人工股関節再置換術／

Ⅲ. 寛骨臼形成不全に対する関節温存手術

寛骨臼回転骨切り術／前方アプローチによる寛骨臼移動術（SPO）／ Spitzy変法棚形成術／ Chiari骨盤骨切り術

No.13 高齢者上肢骨折に対する手術

編集　岩崎倫政／ 180ページ，2018年1月発行，定価11,880円（8%税込）

Ⅰ. 橈骨遠位端・手関節骨折

橈骨遠位端骨折の治療方針／背屈型橈骨遠位端骨折に対する変形治癒防止のためのキャスト固定／橈骨遠位端骨折に対する経皮ピンニング／橈骨遠位端骨折に対する掌側ロッキングプレート固定術／橈骨遠位端骨折後変形治癒に対する矯正骨切り術／背側転位型C3骨折に対する掌側ロッキングプレート単独使用による鏡視下整復・固定術

Ⅱ. 肘関節周囲・肘関節骨折

橈骨頭・頚部骨折に対する観血的整復固定術（ORIF）／橈骨頭・頚部骨折に対する人工橈骨頭置換術／肘関節脱臼骨折（terrible triad）に対する手術／上腕骨遠位端関節内骨折に対するプレート固定術

Ⅲ. 肩関節周囲・肩関節骨折

上腕骨近位端骨折の治療方針／上腕骨外科頚骨折に対する骨接合術／上腕骨近位端骨折に対する人工骨頭置換術（HHR）／肩関節脱臼骨折の治療方針／肩関節脱臼骨折に対する人工肩関節置換術（RTSA）／鎖骨骨幹部骨折に対する髄内スクリュー固定

■年間購読お申し込み・バックナンバー購入方法

・年間購読およびバックナンバー申し込みの際は，最寄りの医書店または小社営業部へご注文ください。
・小社ホームページまたは本誌付属の綴じ込みハガキでもご注文いただけます。
　ホームページでは，本誌に紹介されていないバックナンバーの目次の詳細・サンプルページもご覧いただけます。

【お問い合わせ先／ホームページ】
株式会社メジカルビュー社　〒162-0845 東京都新宿区市谷本村町2-30　Tel：03（5228）2050
E-mail：eigyo@medicalview.co.jp（営業部）URL：http://www.medicalview.co.jp

OS NEXUS No.14
脊椎手術と合併症　回避の技とトラブルシューティング

2018年4月20日　第1版第1刷発行

■編集委員	宗田　大・中村　茂・岩崎倫政・西良浩一

むねた　たけし　なかむら　しげる　いわさきのりまさ　さいりょうこういち

■担当 編集委員	西良浩一　さいりょうこういち

■発行者	鳥羽清治

■発行所	株式会社メジカルビュー社

〒162-0845　東京都新宿区市谷本村町2-30
電話　03(5228)2050(代表)
ホームページ http://www.medicalview.co.jp/

営業部　FAX 03(5228)2059
E-mail eigyo @ medicalview.co.jp

編集部　FAX 03(5228)2062
E-mail ed @ medicalview.co.jp

■印刷所	シナノ印刷株式会社

ISBN978-4-7583-1393-3 C3347

©MEDICAL VIEW, 2018. Printed in Japan